Marlene Weinmann

Sanfte Darmreinigung mit Apfelessig

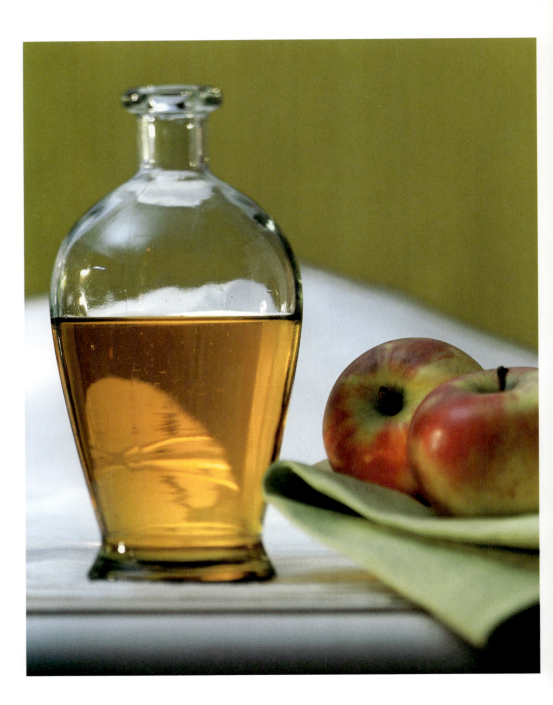

Marlene Weinmann

Sanfte Darmreinigung mit Apfelessig

○ Entschlacken
○ Abnehmen
○ Energie tanken

Ihr persönliches Kurprogramm

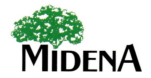

Inhalt

8 **Vorwort**

10 ## Das Antibiotikum des Altertums

10 ### Seit Jahrtausenden beliebt
12 Ein wichtiger Wirtschaftsfaktor
13 Essig bei den alten Römern
14 Unentbehrlich in Küche und Haushalt
15 Essiggewinnung in der Antike

15 ### Ein altbewährtes Heil- und Hausmittel
16 In jeder Hausapotheke
16 Essig bei den Ärzten der Antike
17 Die keimhemmende Wirkung

19 ### Unverzichtbar im Mittelalter
19 Die heilkundige Klosterfrau und die Essigträger
20 Hochgeschätzt zu Lande und zu Wasser

In Ägypten wurde Essig schon im 6. Jahrtausend vor Christus verwendet.

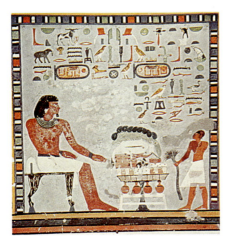

21 ### Das Geheimnis des Essigs
21 Das gute Werk der Acetobacter
22 Wie Essig entsteht
23 Des Essigs Seele
23 Auch der Essig hat eine Mutter

24 ### Apfelessig selbst herstellen
25 Lassen Sie's gären
25 Ein guter Apfelmost
26 Ihr eigener Apfelessig
26 Warum gerade Apfelessig?
27 Äpfel, die vielseitige »Ursubstanz«

Inhalt

Sauer macht nicht nur lustig ... | 30

Unter den Augen der Wissenschaft | 31
Die Erfahrungen eines amerikanischen Landarztes | 31

Was ist dran am Apfelessig: Die Wirkstoffe | 33
Essigsäure – der Kick für den Stoffwechsel | 34
Ballaststoffe – Schutztruppe für die Gesundheit von Magen, Darm und Herz | 36
Die Vitalstoffe des Apfelessigs | 38
Mineralstoffe und Spurenelemente | 44

Apfelessig für die Gesundheit | 51
Kurbelt den Stoffwechsel an | 51
Bringt überschüssiges Fett zum Schmelzen | 57
Aktiviert die Abwehrkräfte | 57

Übers Mittelmeer wurden im Altertum Waren und Wissen zwischen Europa, Asien und Afrika vermittelt – auch der Essig.

Die Wurzel der Gesundheit | 58

Alles Übel wohnt im Darm | 58
Die naturheilkundliche Tradition | 59

Unser Verdauungssystem – Drehscheibe des Stoffwechsels | 62
Das A und O: Sorgfältige Vorbereitung | 63
Der Magen | 64
Der Darm | 67

Biotop des Körpers: Die Darmflora | 70
Unentbehrliche Mitbewohner | 70
Auf die Zusammensetzung kommt es an | 72

Inhalt

73	**Praxis: Wie gesund ist Ihr Darm?**
74	Kein Tabuthema: Vergiften wir uns selbst?
75	Volkskrankheit gestörte Darmflora
76	Detektiv in Sachen gesunder Darm
79	**Geben Sie Ihrem Darm Saures**
82	**Gesunder Darm mit Apfelessig**
83	**Vom Nutzen einer Darmreinigung**
84	Schicken Sie Ihren Darm in Urlaub
87	Eine alte Tradition wird wiederentdeckt
89	**Gut gerüstet in die Kur**
90	Wer kann eine Darmreinigung durchführen?
90	Wie lange sollte man kuren?
91	Kann man dabei seinen üblichen Aktivitäten nachgehen?
92	Kurz bevor es losgeht
94	Was sollte man zu Hause haben?
95	Für Ihr leibliches Wohl
96	Den Darm entleeren
98	Wichtig: Geregelter Tagesablauf
99	**Ihr Kurprogramm**
100	Entlastungstag
101	Der erste Kurtag
103	Zweiter Kurtag
103	Dritter bis fünfter Kurtag
104	Aufbautage
105	Die 14-Tage-Kur

Während der Kur versorgen Sie der Apfelessig-Trunk und viele Säfte aus frischem Obst oder Gemüse mit den notwendigen Nährstoffen.

Inhalt

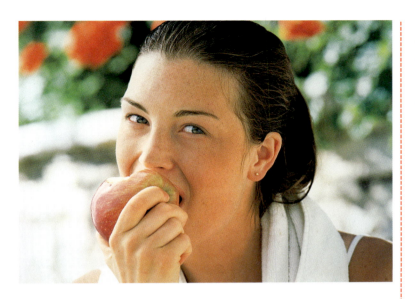

Nun ist es auch wissenschaftlich erwiesen: Menschen, die regelmäßig knackigfrische Äpfel essen, sind wesentlich gesünder als andere.

Das Zusatzprogramm | 107
Trockenbürsten | 107
Sauna | 108
Waschungen | 109
Bauchmassage | 110
Ernährung umstellen | 111

Apfelessig bei Verdauungsbeschwerden | 114
Blähungen | 114
Durchfall | 114
Hämorrhoiden | 115
Magenbeschwerden | 115
Sodbrennen | 115
Verstopfung | 115

Nützliche Adressen | 116
Über dieses Buch | 117
Register | 118

Vorwort

Der Darm gilt zu Recht als Wurzel von Gesundheit und Wohlbefinden: Zahllose Beschwerden gründen in einer gestörten Darmfunktion.

»Gesundheit erflehen die Menschen von den Göttern. Dass es aber in ihrer Hand liegt, diese zu bewahren, daran denken sie nicht. Ihre Unmäßigkeit macht sie selber zu Verrätern an ihrer eigenen Gesundheit.«

Diese Zeilen des griechischen Philosophen Demokrit (470– 380 v. Chr.) sind in vieler Hinsicht das »Motto« des vorliegenden Buches: zum einen, weil Sie die im folgenden vorgestellte Darmreinigung mit Hilfe von Apfelessig selbst in eigener Regie zu Hause durchführen können; es liegt also »in Ihrer Hand«, etwas für die Gesundheit Ihres Darms zu unternehmen. Zum anderen, weil die Darmgesundheit und auf der anderen Seite Darmstörungen in einem sehr engen Zusammenhang mit »Unmäßigkeit« stehen, wie Sie noch erfahren werden.

Das Bemühen um die Erhaltung der Gesundheit unseres, man darf mit Recht sagen, mit wichtigsten Organs hat eine lange Tradition – seit den Anfängen der Medizin steht die Therapie des Darms, und damit auch die Darmreinigung, im Mittelpunkt des heilkundlichen Schaffens.

Die Reinigung und Entgiftung des Darms ist jedoch, obwohl keine Neuerrungenschaft unter den naturheilkundlichen Behandlungen, so aktuell wie nie zuvor. Denn unser heutiger Lebens- und vor allem Ernährungsstil stellen immense Anforderungen an die Leistungskraft unserer Verdauungsorgane, allen voran an den Darm. Doch nicht nur die Verdauungsorgane selbst werden durch ungesunde Essgewohnheiten – zu viel, zu häufig, zu schnell und zu unausgewogen – beeinträchtigt, sondern unser Gesamtbefinden; sowohl körperlich wie seelisch. Ein durch permanente Überlastung überforderter und träge gewordener Darm hat weitreichende, schädliche Folgen für unsere Gesundheit: Vielfältige Verdauungsbeschwerden wie etwa Verstopfung und Blähungen, ein gestörtes Gleichgewicht

Vorwort

der für uns lebenswichtigen Darmflora; und damit unmittelbar verbunden, die Entstehung schädlicher Substanzen, die unseren Körper durch den Darm nach und nach im wahrsten Sinn vergiften. Diese Selbstvergiftung ist (Mit-)Ursache zahlreicher Beschwerden, die Sie zunächst niemals damit in Zusammenhang bringen würden.

Darmreinigen mit Apfelessig – eine ideale Kombination

All dem lässt sich jedoch durch rechtzeitige Rücksichtnahme auf die Bedürfnisse und die Grenzen unseres Darms entgegenwirken – die Darmreinigung, die Sie nun kennenlernen werden, bietet Ihnen hierzu eine ideale Möglichkeit. Denn sie verbindet die vielen gesundheitsfördernden Wirkungen dieser altbewährten Behandlung mit den nicht minder zahlreichen positiven Effekten des seit Jahrtausenden bewährten Gesundheitselixiers Apfelessig. Weiterer Vorteil: Sie können Sie einfach und ohne großen Aufwand bei sich zu Hause durchführen. Wie das geht und was Sie dazu brauchen, erfahren Sie im Praxisteil des Buches, dem Kurprogramm.

Bei leichten Beschwerden ist Apfelessig ein wirksames und dabei vollkommen natürliches Hausmittel – eines der vielen, welche die Apotheke der Natur bereit hält.

Dass es sich dabei sowohl um ein Nahrungs- wie um ein Heilmittel handelt, welches sich zudem nicht nur zu Heil- und Kochzwecken, sondern auch zur Pflege von Haut und Haaren sowie als Haushaltshilfe vielseitig einsetzen lässt, macht Apfelessig umso faszinierender.

Dieses Buch möchte Ihnen aufzeigen, wie Sie selbst durch eine Darmreinigung mit Apfelessig auf natürliche Weise zur Gesunderhaltung Ihres Darms beitragen und damit den Grundstein zu dauerhaftem Wohlbefinden legen können. Denn: gesunder Darm – gesunder Mensch.

Apfelessig ist zwar kein Allheilmittel, birgt in sich jedoch umfassende Möglichkeiten zur Vorbeugung vieler Erkrankungen, allen voran solcher des Verdauungssystems.

Das Antibiotikum des Altertums

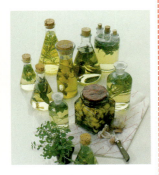

Bereits um 3000 v. Chr. wurde Essig in großem Umfang produziert, um als Konservierungs- und Heilmittel eingesetzt zu werden.

Naturreiner Essig kann auch ganz ohne Zutun des Menschen entstehen.

Bis vor wenigen Jahren führte naturreiner Essig ein Schattendasein in den Regalen. Nur noch wenige Menschen kannten die großen Heilkräfte dieses Naturprodukts und wussten, wie man sie wirkungsvoll für Gesundheit und Wohlbefinden einsetzt. In Vergessenheit geraten waren damit die vielfältigen Anwendungsmöglichkeiten des Apfelessigs im Alltag.

Seit Jahrtausenden beliebt

Dabei gab es Essig schon, bevor es uns Menschen gab. Denn die Essiggärung, also der Vorgang, in dessen Verlauf Essig entsteht, ist ein absolut natürliches Geschehen, das ohne Zutun von außen abläuft.

Alles, was dafür erforderlich ist, sind Luft, Essigbakterien und alkoholhaltige Flüssigkeiten.

So kann beispielsweise in Früchten, die reif vom Baum fallen, durch Einwirkung warmer Sonnenstrahlen eine alkoholische Gärung in Gang kommen. Viele Tiere schätzen diese zunächst alkoholhaltigen Früchte übrigens sehr: In der afrikanischen Savanne hat man sichtlich angeheiterte Schimpansen beobachtet – nicht voll des guten Weins, sondern voll der guten Gärfrüchte.

Bleiben solche Früchte länger liegen, kann sich aus dem alkoholhaltigen Fruchtsaft Essig entwickeln.

Die Menschheit musste den Essig demnach nicht erst »erfinden«, sondern nur nach und nach entdecken, wofür sie ihn

Drei Dinge kann ein Essig

verwenden konnte. Und das ist eine ganze Menge, wie sich im Laufe der Jahrtausende währenden Essiggeschichte herausstellen sollte:

✳ In der Küche eignet sich Essig zum Konservieren von Lebensmitteln, zum Zartmachen von Fleisch und natürlich zum Würzen und Veredeln von Speisen.

✳ Mit Wasser verdünnt ist er ein erfrischendes Getränk.

✳ Essig ist aber auch und vor allem ein wirksames Heilmittel gegen zahllose Leiden, das Bakterien und Krankheitserregern zu Leibe rückt – so wurde Essig das erste Antibiotikum in der Geschichte der Heilkunde.

Die folgenden Seiten möchten Sie einladen, die jahrtausendealten Spuren des Heilmittels und »Urgewürzes« Essig zurückzuverfolgen und die wichtigsten Stationen seiner Reise durch die Epochen kennenzulernen.

Die ältesten Zeugen

Der Gebrauch von Essig, ob zu Heil- oder Konservierungszwecken, reicht weit bis in vorbiblische Zeiten zurück. Die ältesten gesicherten Spuren des Essiggebrauchs durch den Menschen datieren auf 6000 v. Chr.: In altägyptischen Krügen konnten Spuren von Essigresten nachgewiesen werden.

Runde zwei Jahrtausende jünger sind mesopotamische Keilschrifttäfelchen mit Erwähnungen von »saurem Bier«, einem alkoholischen Getränk, das aus Gerste gebraut und vergoren wurde.

Weitere 1000 Jahre später, etwa um 3000 v. Chr., begannen dann die Babylonier, Essig in großem Umfang herzustellen. Dabei handelte es sich um Dattelessig, in den man Lebensmittel, insbesondere das Fleisch der Jagdzüge, einlegte. Man wollte nicht nur die Speisen durch das Einlegen vor dem Verfaulen und Verderben schützen, sondern auch im symbolischen Sinn Unreinheiten und bösen Zauber entfernen.

Essig konserviert. Bis heute nutzt man ihn deshalb in der Küche zum Einlegen von Gemüse oder für Marinaden aller Art. Seine altbekannten, heilenden Wirkungen werden gerade wieder neu entdeckt.

Das Antibiotikum des Altertums

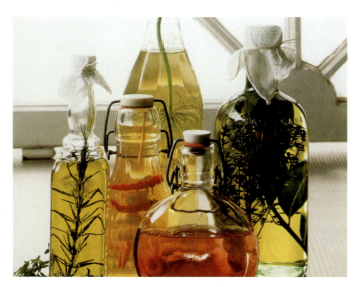

Unter den vielen Essigsorten ist der Apfelessig der gesündeste.

Essig gehörte schon im Altertum in jede gute Küche.

Die Heilkraft wird entdeckt

Wie elementar wichtig der Essig in der Heilkunde der Babylonier bereits war, zeigt die damals übliche Berufsbezeichnung für Ärzte; sie bedeutet ins Deutsche übersetzt soviel wie »Essig- und Ölkundiger«. Die babylonischen Ärzte bedienten sich des Essigs zum Kühlen von Schwellungen, Reinigen und Desinfizieren von Wunden. Ebenso verwendeten sie ihn gegen Schlangenbisse und schmerzhafte Insektenstiche, gegen Entzündungen und zum Senken von Fieber.

Eine babylonische Inschrift rühmt den Essig als Lebenselixier, dessen Geruch die Lebensgeister wieder erwecke.

Doch auch den Chinesen, Assyrern und den Phöniziern waren der Essig und seine Verwendungsmöglichkeiten zu dieser Zeit bereits bestens bekannt: Überlieferte Texte der Assyrer nennen eine große Auswahl an Heilrezepten mit Essig, darunter beispielsweise Einreibungen und Umschläge, etwa um Hautbeschwerden und Ohrenschmerzen zu lindern. Die Chinesen erhoben den Essigkrug sogar zum Symbol des Lebens schlechthin.

Ein wichtiger Wirtschaftsfaktor

Essig, einerlei aus welchem Produkt er gewonnen wurde, spielte im Alltagsleben der antiken Völker eine bedeutende Rolle: kein Haushalt, und war er noch so bescheiden, ohne einen Krug Essig im Vorratsraum. Und so kam es, dass der Handel

Die alten Kulturen entdeckten den Essig

mit Essig kreuz und quer durch die damals bekannte Welt reiche Blüten trieb. Besonders begehrt auf den alten Märkten war der Essig aus dem Land am Nil, eine Art Malzessig.

Essig bei den alten Römern

Im Imperium Romanum wurde posca, einem Gemisch aus Wasser und Essig, eifrig zugesprochen. Ursprünglich handelte es sich bei diesem römischen Essigwasser um eine Notlösung. Da die praktisch und sparsam veranlagten Römer sauer gewordene Getränke wie Wein, Most oder Bier nicht einfach wegschütten wollten, kamen sie auf den guten Gedanken, die andernfalls wertlos gewordenen Getränke mit Wasser zu verdünnen.

Freilich fand sich posca weniger bei den Gelagen der Oberschicht. Der prickelnde Sauertrunk diente vielmehr Sklaven und Soldaten – weil zum einen kostengünstig, zum anderen sehr bekömmlich – als Durstlöscher.

Unbeliebt, aber hochwirksam

Die römischen Legionäre waren sogar per Dekret dazu verpflichtet, täglich ihren Humpen posca zu trinken – gegen den Durst und vor allem auch zur innerlichen Desinfektion. Denn der mit Wasser verdünnte Essig schützte vor allem die in den Provinzen wie Afrika, Kleinasien oder Germanien stationierten Truppen vor krank machenden Keimen. Er ließ Wunden schneller abheilen und diente darüber hinaus dazu, verseuchtes Wasser genießbar zu machen.

Posca hatte also eine wichtige Bedeutung für die Kampfkraft des römischen Heeres, wenngleich er bei den Soldaten wenig Anklang fand.

Sie setzten es schließlich auch durch, die von oben verordnete Essig-Wasser-Mixtur nur alle paar Tage trinken zu müssen. Stattdessen wurde nun Wein ausgegeben; erst nur ab und

Auch in der Bibel finden sich viele Hinweise auf den Gebrauch von Essig. So wird im Buch Ruth in Essig getauchtes Brot erwähnt und in den Sprüchen Salomons steht über Essig zu lesen: »Wie Essig für die Zähne und Rauch für die Augen, ist der Faule für den, der ihn schickt.«

Das Antibiotikum des Altertums

Mit posca war wohl auch der Schwamm getränkt, den ein römischer Legionär Christus am Kreuz reichte – nicht, wie vielfach vermutet, als zusätzliche Pein, sondern im Gegenteil zur Erfrischung.

an, doch nach einiger Zeit täglich; bis der unbeliebte posca gänzlich von der Getränkeliste gestrichen wurde.

Wie die Geschichtsschreibung an vielen Stellen vermutet, könnte der ausgiebige und regelmäßige Weingenuss, kombiniert mit dem Verzicht auf posca, durchaus zum Untergang des römischen Imperiums beigetragen haben.

Unentbehrlich in Küche und Haushalt

Im Privathaushalt nutzte man Essig zum Haltbarmachen von Nahrungsmitteln – die gesamte Speisekarte rauf und runter: Ob Gemüse, Eier, Fisch und Fleisch oder Obst, alles wanderte in die saure Würze, um solcherart vor dem Befall von Bakterien und Schimmelpilzen gefeit zu sein. Aus dem Rückstand bereiteten die römischen Köchinnen und Köche gerne eine mit Honig, etwas Mehl, Öl, Zwiebeln und anderen Gewürzen aufgekochte Sauce zu. Daneben diente Essig natürlich auch bereits in allen Kulturen des Altertums zum Würzen und Verfeinern von kalten wie warmen Gerichten. Besonders in sozial schlechter gestellten Haushalten machte man davon regen Ge-

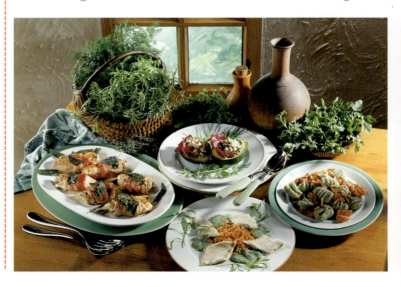

Essig gibt vielen Gerichten erst die feine Note.

brauch. Unter anderem, um durch das Essigaroma den Geschmack minderwertiger oder schon etwas verdorbener Nahrungsmittel aufzubessern beziehungsweise zu überdecken. Übrigens legten die Römer nicht nur ihre Lebensmittel in Essig ein, sondern rieben auch alle Vorratsgefäße wie Amphoren, Krüge, Töpfe und Kisten regelmäßig mit unverdünntem Essig aus.

Essiggewinnung in der Antike

Natürlich war man im antiken Rom nicht nur auf von selbst sauer gewordene hochprozentige Getränke angewiesen, um Essig herzustellen. Von dem bedeutenden römischen Schriftsteller L. J. M. Columella, der sich überwiegend den Angelegenheiten des Ackerbaus, der Viehzucht und der Haushaltung widmete, sind ausführliche Notizen über die Möglichkeiten der Essiggewinnung überliefert. Zu finden in seinem Werk »De re rustica«, dienten als Ausgangsprodukte für Columellas Essigempfehlungen Gerste, Trauben- und Feigenmost sowie Wein. Aus letzterem war der Großteil des im alten Rom verwendeten Essigs hergestellt.

Auch im Land der Pharaonen wurde »Sauerbier« hergestellt. Man nannte es »hequa« und servierte es übrigens schon zum Morgenmahl.

Ein altbewährtes Heil- und Hausmittel

Am bedeutsamsten aber war der Gebrauch von Essig zu heilsamen Zwecken. Man darf mit Fug und Recht behaupten, dass die Medizin des Altertums und der Antike ohne Essig nicht oder nur schlecht ausgekommen wäre; zumindest aber wäre sie nicht so wirksam gewesen.

Zahllose medizinische Schriftwerke der damaligen Zeit – ob sie von Indern, Persern, Chinesen, Römern, Griechen oder Germanen stammen - preisen die adstringierenden, also »zusammenziehenden«, die stärkenden, heilenden und vor allem die desinfizierenden Kräfte des Essigs, lateinisch Acetum.

Das Antibiotikum des Altertums

In jeder Hausapotheke

Er war fester Bestandteil der Hausapotheken und kam als äußere Anwendung in Gestalt von Umschlägen bei Verstauchungen, Insektenstichen und Schlangenbissen oder auch zur Wundbehandlung zum Einsatz. Er wurde auch bei Verdauungsbeschwerden, Fieber oder zur Entschlackung eingenommen. Essigdämpfe galten schon damals als hilfreich bei Beschwerden der Atemwege, Kopfschmerzen und gegen eine verstopfte Nase.

Essig bei den Ärzten der Antike

Schon in der Antike wurde Medizin sehr sorgfältig und bewusst betrieben. Wie wir aus den entsprechenden Überlieferungen wissen, verordnete zum Beispiel Hippokrates (460–380/70 v. Chr.), der große »Ärztevater«, auf den die Mediziner bis heute ihren beruflichen Eid ablegen, Einreibungen mit unverdünntem Essig bei Blutergüssen und eitrigen Entzündungen sowie regelmäßiges Gurgeln mit Essigwasser, um Mundgeruch und Atembeschwerden zu vertreiben. Auch als Verdauungshilfe setzte ihn der berühmte griechische Heilkundige häufig ein.

Sein späterer Kollege, der römische Arzt Claudius Galenus (129–199 n. Chr.), empfahl Essig als Allheilmittel: Seine Rezepturen reichten von Waschungen bei Augenentzündungen über das Gurgeln bei Heiserkeit bis zu Auflagen mit essiggetränkten Tüchern gegen Zahnschmerzen.

Nachweisbare Reste von Essig in Gefäßen aus Gräbern des 1. Jahrhunderts n. Chr. deuten daraufhin, dass Essig schon sehr lange eine geschätzte Haushaltshilfe ist.

Die keimhemmende Wirkung

Unter den vielen heilkräftigen Wirkungen des Essigs ist zweifelsohne die desinfizierende die Bedeutendste: Essig gilt als das erste Antibiotikum in der Chronik der Medizin. Denn die enthaltene Essigsäure macht – was man damals freilich noch nicht wusste, denn bis zur Entdeckung der Bakterien durch Louis Pasteur sollten noch viele Jahrhunderte vergehen – schädlichen Mikroorganismen das Leben schwer beziehungsweise unmöglich. Den keimhemmenden Effekt der Essigsäure nutzt man seit Menschengedenken. Unter anderem, um Wunden zu reinigen und zu desinfizieren, aber auch, um durch Essigeinreibungen übertragbaren Erkrankungen, vor allem Hautleiden, vorzubeugen sowie für viele andere Belange, bei denen es darum geht, Krankheitserregern zu Leibe zu rücken.

Aufgrund der guten, über Generationen hinweg gemachten Erfahrungen setzte man Essig zur Desinfektion ein. Doch die Erklärung fand man erst Jahrhunderte später.

Wundbehandlung

Allein dem Essig war es zu verdanken, wenn Verletzte nicht dem damals immer tödlich endenden Wundbrand zum Opfer fielen. Die Wundbehandlung mit Essig war bis in unser Jahrhundert hinein üblich; noch im Ersten Weltkrieg hatten die Feldärzte stets ein Fläschchen im Gepäck, um Verwundeten damit erste Hilfe zu leisten.

Hilfe im Kampf gegen die Pest

Das Desinfektionsmittel und natürliche Antibiotikum Essig blieb über viele Jahrhunderte ohne Konkurrenz – während des gesamten Mittelalters, aber auch noch in der Renaissance war es das wichtigste Mittel gegen Bakterien, Viren und andere Mikroorganismen. Mit Hilfe des Essigs schützte man sich vor der Ansteckung mit so mancher schwerer Krankheit. In Zeiten ohne sanitäre Einrichtungen und Abwassersysteme eine unschätzbar wertvolle Hilfe, die wohl so manchem das Leben gerettet hat. Zu den gesundheitlichen Gefahren, denen man in

Ohne Essig hätten die großen Seuchen des Mittelalters vermutlich noch mehr Menschenleben gekostet.

Das Antibiotikum des Altertums

mittelalterlichen Zeiten mit Essig begegnete, gehörte auch die Pest, die durch Europa wütete und ganze Landstriche nahezu unbevölkert zurückließ:

Man rieb den gesamten Körper mehrmals am Tage mit Essig, pur oder mit zusätzlich desinfizierenden Kräutern versetzt, ein und inhalierte Essigdämpfe, um sich auch innerlich gegen die Seuche zu wappnen.

In diesem Zusammenhang gibt es eine recht makabre Anekdote aus dem mittelalterlichen Marseille: Dort nämlich sollen sich vier Räuber daran gemacht haben, die aufgrund der Pest verwaisten Häuser zu plündern oder dem Tod geweihte Pestopfer zu bestehlen. Um sich vor der Ansteckung zu schützen, kam ihnen die Idee, sich mit Gewürzessig einzureiben und den Mund damit auszuspülen. Der Essig, der neben Honig und einem großen Potpourri an Gewürzen wie Zimt, Vanille und Muskatnuss auch heilkräftige Kräuter wie Lavendel und Rosmarin enthielt, bewahrte sie tatsächlich vor der tödlichen Seuche und verhalf ihrem räuberischen Tun zu großem Erfolg. Fortan ging diese Essigzubereitung als der »Vier-Räuber-Essig« in die Annalen ein, der in einigen Gegenden Frankreichs noch heute zu haben sein soll.

Ähnliche Rezepturen wie der »Vier-Räuber-Essig« galten im Volk auch als probates Mittel zum Schutz vor bösen Hexenkräften, üblem Zauber und gegen seelische Schieflagen.

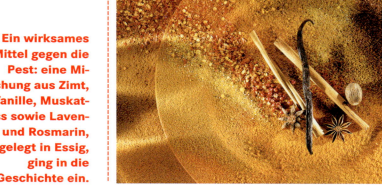

Ein wirksames Mittel gegen die Pest: eine Mischung aus Zimt, Vanille, Muskatnuss sowie Lavendel und Rosmarin, eingelegt in Essig, ging in die Geschichte ein.

Im Mittelalter blühte der Essighandel

Unverzichtbar im Mittelalter

Im Mittelalter stand Saures hoch im Kurs: Man genoss mit größtem Behagen mit Essig versetzte Speisen und ersann dazu immer neue Mixturen. Von Anissamen angefangen über Knoblauch bis hin zu Zimtpulver reichte die Palette der Zutaten zur Verfeinerung des beliebten »Sauer-Stoffs«. Dieser landete jedoch nicht nur auf den Tellern, sondern fand auch häufig Eingang in die mittelalterlichen Badestuben. Essigbäder gehörten bei den Damen von Stand zur täglichen Körperpflege, die die Haut straffen und deren Durchblutung anregen sowie eine zarte Röte auf die Wangen zaubern sollten.

Noch bevor Kolumbus Amerika entdeckte, hatte man in Europa gelernt, Essig differenziert zu nutzen und schlug einiges Kapital daraus.

Die heilkundige Klosterfrau und die Essigträger

Um den Haushalten einen steten Essignachschub zu gewährleisten, ging man bald dazu über, den Verkauf des begehrten Gutes mittels so genannter Essigkarren, auf denen Fässer mit Essigen unterschiedlichster Geschmacksrichtung und Güteklasse lagerten, direkt ab Straße zu bewerkstelligen. Junge Burschen, die so genannten Essigträger, lieferten die gewünschte Ware dann frei Haus in Tonkrügen oder kleinen Holzfässchen. Seines breiten Verwendungsspektrums wegen avancierte Essig im ausgehenden Mittelalter zum wirtschaftlich bedeutenden Handelsgut. Der Handel florierte so gut, dass später, zu Beginn des 16. Jahrhunderts, sogar Steuern für Produkte mit und aus Essig erhoben wurden.

Sehr am Herzen lag das saure Getränk auch einer heilkundigen Äbtissin, deren Wissen um die Heilkräfte der Natur heute wieder große Beachtung findet. Hildegard (1098–1179) hieß die Klostervorsteherin des Nonnenklosters in Bingen am Rhein, und sie hatte allerlei heilkräftige Essigzubereitungen in ihrem Rezepterepertoire. Ganz besonders schätzte sie diese, um Beschwerden rund um die Verdauung zu kurieren:

Auch Hildegard von Bingen wusste, dass Essig vor allem für Magen und Darm viel Gutes tut.

Das Antibiotikum des Altertums

Die Riechfläschchen, die sich die Damen der Oberschicht bis ins 19. Jahrhundert hinein bei Unpässlichkeiten unter die Nase hielten, um drohende Ohnmachten abzuwehren, enthielten in der Regel Essig – sowohl pur wie auch aromatisiert.

»Der Essig reinigt das Stinkende im Menschen und sorgt dafür, dass sein Essen den richtigen Weg geht.« Wie zutreffend diese Aussage der heiligen Hildegard war, werden die noch folgenden Kapitel dieses Buches zeigen.

Hochgeschätzt zu Lande und zu Wasser

Der Essigboom des Mittelalters ebbte auch in den folgenden Jahrhunderten nicht ab. Weiterhin diente er als wichtiges Gewürz und Konservierungsmittel, als praktische Haushaltshilfe und vor allem als umfassend wirksame Arznei – bis zum Beginn des 19. Jahrhunderts wurde weit über die Hälfte des in Europa produzierten Essigs für Heilzwecke sowie zur Herstellung von Medikamenten verwendet.

Besonders zu Desinfektionszwecken und zum Schutz vor einer Ansteckung mit übertragbaren Krankheiten war Essig über Jahrhunderte hinweg eine unentbehrliche Hilfe: Man stellte in Krankenzimmern und auf den Gängen der Hospitäler mit Essig gefüllte Schalen auf; das durch die Verdunstung ausströmende Essigaroma sollte die Krankheitserreger vertreiben und die Luft desinfizieren.

… und zu Wasser

Da Essig das einzig verfügbare Desinfektionsmittel war, wurde er überall eingesetzt, wo gute Hygiene ein Problem war – auch auf Schiffen.

Doch nicht nur auf dem Festland, auch auf hoher See mochte und durfte man nicht auf die heilkräftigen und schützenden Effekte des Essigs verzichten. Die Schiffskapitäne hatten von höchster Stelle den strikten Befehl, unter keinen Umständen ohne eine ausreichende Menge Essigkrüge im Schiffsbauch in See zu stechen – bis in das 19. Jahrhundert hinein blieb diese Vorschrift bestehen. Essig diente zum Reinigen der Kajüten und des Schiffsdecks und mit Wasser gemischt als erfrischendes und zugleich wirksam krankheitsvorbeugendes Getränk sowie natürlich als wichtiges »Requisit« des Schiffsarztes, der es für zahlreiche Rezepturen benötigte.

Das Geheimnis des Essigs

Wie schon kurz erwähnt, erkannte man zwar im Lauf der Jahrhunderte und Jahrtausende sehr genau, wie und wozu man Essig verwenden kann. Man wusste jedoch nicht, wie Essig eigentlich entsteht. Diese Erkenntnisse hat erst unser Zeitalter gewonnen.

Das gute Werk der Acetobacter

Rein chemisch und kurz und knapp auf den Punkt gebracht, handelt es sich bei Essig um das Produkt, das entsteht, wenn alkoholische Verbindungen für längere Zeit der Luft ausgesetzt sind. Das klingt sehr simpel und macht verständlich, weshalb Essig überall in der Natur »von selbst« entstehen kann und nicht erst erfunden werden musste. Was jedoch erst gefunden werden musste, war die Erklärung für das Rätsel der Gärung.

Licht ins essigsaure Dunkel brachte schließlich der französische Naturforscher Louis Pasteur (1822–1895). Er fand heraus, dass Essig nur durch die Mithilfe bestimmter Kleinstlebewesen aus Luft und alkoholhaltigen Flüssigkeiten entstehen kann. Was sich unter Pasteurs Mikroskop tummelte, waren Essigsäurebakterien. Diese natürlich vorkommenden Mikroorganismen benötigen wie wir Menschen Sauerstoff zum Überleben. Ihre Nahrung allerdings ist Alkohol. All diese Feinheiten rund um Leben und Werk der Acetobacter, der Essigbakterien, brachte die Wissenschaft natürlich erst

In seiner Studie über die »Krankheiten des Weines« (1863) beschrieb Pasteur, dass Essigpilze die Essiggärung hervorrufen und damit die Entstehung und Erhaltung von Wein stören.

Louis Pasteur entdeckte erstmals die Kleinstlebewesen, Acetobacter, die alkoholhaltige Flüssigkeiten zu Essig vergären.

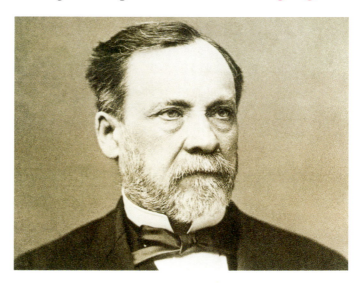

Das Antibiotikum des Altertums

nach und nach zu Tage. Pasteur hielt seine Entdeckung noch für winzige »Essigpilze«; erst um die Jahrhundertwende wurde das Geheimnis des Essigs vollständig gelüftet, indem man den Gärvorgang im einzelnen erklären konnte.

Hätten Sie's gewusst: Nach Louis Pasteur ist der Vorgang benannt, mit dem man Lebensmittel haltbar machen kann – wie z. B. »pasteurisierte« Milch.

FRANKREICHS HELD DER WISSENSCHAFT

Louis Pasteur führte die Medizin zur Bakteriologie und gilt gewissermaßen als Vater der Mikrobiologie: Er war es, der entdeckte, dass Mikroorganismen für Gärungs- und Zersetzungsprozesse verantwortlich sowie darüber hinaus ursächlich an der Entstehung verschiedener Krankheiten, unter anderem Milzbrand und Tollwut, beteiligt sind.

Auf seine Forschungen geht auch die bis heute angewandte und nach ihm benannte Pasteurisierung zurück, die kurzzeitige Erwärmung von Lebensmitteln zur Abtötung von Keimen und damit zur Haltbarmachung. Aufgrund seiner großen Verdienste wurde er in Frankreich bereits zu Lebzeiten als Nationalheld verehrt.

Wie Essig entsteht

Essig entsteht nach der einfachen Formel:

Alkohol + Sauerstoff = Essigsäure + Wasser + Wärme.

In Worte gefasst: Essigsäurebakterien aus der Luft siedeln sich auf der Oberfläche einer alkoholischen Flüssigkeit, beispielsweise Wein, Bier oder Apfelmost, an und vermehren sich dort. Dazu benötigen sie Sauerstoff und Alkohol, welche sie mittels Enzymen an der Außenseite ihrer Zellmembranen verbinden. Was dabei entsteht, ist nichts anderes als Essigsäure, nämlich oxidierter, also mit Sauerstoff verbundener Alkohol. Die Acetobacter geben ihr Werk, die Essigsäure, an die Gärflüssigkeit ab und verwandeln sie auf diese Weise nach und nach in Essig. Außer Essigsäure produzieren die fleißigen Einzeller auch Wasser und Wärme. Das ist auch der Grund, warum Gärbehälter stets von außen zum Beispiel durch Kühlrohre gekühlt werden müssen.

Des Essigs Seele

Die Essigsäure ist gewissermaßen die Seele des Essigs, denn sie verleiht ihm den typisch sauren Geschmack und darüber hinaus seine konservierenden und keimtötenden Wirkungen. Bei natürlich vergorenem Essig liegt der Gehalt an Säure bei fünf bis zehn, jedoch nie höher als 15 Prozent, da sonst auch die Essigbakterien selbst abgetötet würden und die Gärung unterbliebe.

Man kann Essigsäure heute jedoch auch synthetisch durch Oxidation von Acetylen, einem Stoff aus der Erdölchemie herstellen. Diese hundertprozentig reine Essigsäure wird mit Wasser auf einen Säuregehalt von 25 Prozent verdünnt und ist solcherart als »Essigessenz« im Handel erhältlich. Vorsicht: Sie ist jedoch stark ätzend und wird nur noch selten als Reinigungs- und Lösungsmittel verwendet.

Handelsübliche Essigessenz besitzt einen Säuregehalt von 25 Prozent und darf nur zu Haushaltszwecken (Entkalken, Fleckentfernung) verwendet werden.

Auch der Essig hat eine Mutter

Die so genannte Essigmutter sammelt sich an der Oberfläche der Gärflüssigkeit als weißlich schimmernde Schaumschicht an. Oft wird sie abgeschöpft und in einen neu anzusetzenden Most oder Wein gegeben – auf diese Weise entstehen regelrechte Generationen von Essigmüttern, die vor allem von Herstellern feinster Balsamessige (Aceto balsamico) streng behütet werden, um ihren Erzeugnissen einen ganz typischen Wohlgeschmack zu verleihen: Ein guter Aceto balsamico mit seinem kräftig-würzigen Geschmack wird besonders in der italienischen Küche geschätzt.

Was Aceto balsamico so gut und teuer macht, ist die sorgfältige Veredelung seiner Essigmutter.

Das Antibiotikum des Altertums

Ein probates Mittel – nicht nur zur Stärkung des Immunsystems – ist selbstgemachte Essigmutter.

ESSIGMUTTER ALS MEDIZIN

Die Essigmutter besitzt auch gesundheitliche Vorzüge: Sie gilt, teelöffelweise eingenommen, als hochwirksam gegen arthritische Schmerzen in den Gelenken, Darmparasiten sowie als hervorragendes Mittel zur Stärkung der Abwehrkräfte. Auf die Haut aufgetragen bringt sie Entzündungen und Geschwüre zum Abheilen.

Diese zugegebenermaßen nicht gerade attraktive, aber hochwirksame Medizin können Sie übrigens ganz einfach selbst herstellen:

✷ Füllen Sie Essig und Most zu gleichen Teilen in ein Gefäss und lassen Sie dieses offen an einem warmen Ort stehen.

✷ Nach einigen Tagen bildet sich an der Oberfläche eine schaumige Haut, die Sie mit einem Holzlöffel abschöpfen und so, wie sie ist, teelöffelweise einnehmen können.

Apfelessig selbst herstellen

Auf den bisherigen Seiten haben Sie erfahren, wie Menschen über Jahrtausende Essig hergestellt und verwendet haben. Sie kennen nun auch die vielfältigen Anwendungsgebiete des Essigs. Nun möchten wir Ihnen zeigen, wie Sie selbst naturreinen Apfelessig für den Hausgebrauch herstellen können.

Hausgemachter Apfelessig ist natürlich etwas ganz Besonderes und, wie Sie am Prinzip der Essiggärung gesehen haben, auch gar nicht so schwierig herzustellen.

In jedem Fall ein Experiment wert ist die Herstellung von hausgemachtem Apfelessig.

Alles was Sie im Grunde dazu brauchen, sind Äpfel aus biologischem Anbau, eine Saftpresse, mehrere Gefäße aus Glas und Steingut sowie ein gewisses Quantum an Experimentierfreudigkeit. Denn obwohl bei der Mostbereitung und der Essiggärung alles mehr oder minder »von alleine« geschieht, benötigt man ein wenig Geschicklichkeit und Geduld.

Eigener Apfelessig – Schritt für Schritt

Lassen Sie's gären

Guten Essig herzustellen, ist eine Sache jahrelanger Erfahrung – wenn es also beim ersten Mal nicht so recht klappt und Ihnen beispielsweise der Essig zu sauer wird, seien Sie nicht enttäuscht. Beim nächsten Versuch wird es dann besser.

Der Weg zum Apfelessig erfolgt in zwei Schritten: Zuerst wird ein guter Apfelmost hergestellt und aus diesem im zweiten Schritt Essig gewonnen.

Ein guter Apfelmost

Für den Most sollten Sie nur süße Äpfel (sie gären aufgrund des höheren Zuckergehaltes schneller) aus biologischem Anbau verwenden. Gut geeignete Sorten sind die so genannten Mostäpfel, Boskop oder Cox Orange.

* Waschen Sie etwa fünf bis sechs Kilo Äpfel, vierteln Sie diese, und geben Sie die Apfelstücke in eine Saftpresse.
* Entsaften Sie die Äpfel, und füllen Sie den Saft samt den Fruchtrückständen in ein Glas- oder Steingutgefäß mit Hals.
* Anschließend verdünnen Sie den Apfelsaft mit etwas Wasser und geben einige Bröckchen Bäckerhefe dazu, um der alkoholischen Gärung ein wenig auf die Sprünge zu helfen.
* Dann stülpen Sie einen Luftballon über das Gefäß und verschließen es auf diese Weise luftdicht. Das bei der Gärung entstehende Kohlendioxid bläst den Ballon nach und nach auf – wundern Sie sich also nicht ...
* Nun stellen Sie das Gefäß mit dem Apfelsaft für mehrere Wochen an einen trockenen und wohl temperierten Platz.
* Bis der Apfelmost fertig ist, dauert es bei normaler Zimmertemperatur etwa sechs Wochen. Stören Sie sich übrigens nicht an dem grauen Schaum an der Oberfläche – dabei handelt es sich um überschüssige Hefe, die natürlicherweise bei der Gärung entsteht.

Sie können selbstverständlich auch fertigen Apfelmost verwenden – allerdings nur natürlich gewonnenen. Denn jedwede Chemie beeinträchtigt die Gärung und die Qualität des Essigs.

Diese Hilfsmittel brauchen Sie: Saftpresse, Glas- oder Steingutgefäss mit Hals, Luftballon.

Nach etwa 6 Wochen ist der Apfelmost fertig.

Das Antibiotikum des Altertums

Was Sie im Haus haben sollten:
✳ *ein flaches, breites Gefäß (Steingut oder Keramik),*
✳ *Essigmutter aus der Apotheke oder naturreinen Apfelessig,*
✳ *ein Stück groben, luftdurchlässigen Stoff,*
✳ *ein feines, sauberes Leinentuch oder Kaffeefilterpapier,*
✳ *Glasflaschen und Korken.*

Ihr eigener Apfelessig

Aus dem fertigen Most stellen Sie nun den Apfelessig her:

✳ Füllen Sie den Most in ein flaches, breites Gefäß aus Steingut oder Keramik um, das dem Most eine große Ober- beziehungsweise Angriffsfläche für die Essigbakterien verschafft.

✳ Dann geben Sie etwas Essigmutter (aus der Apotheke) oder einen Schuss bereits fertigen, naturreinen Apfelessig hinzu, um die Essiggärung zu beschleunigen.

✳ Decken Sie das Gefäß mit einem groben, luftdurchlässigen Stoff zu, und stellen Sie es wieder an einen trockenen Ort, an dem idealerweise Temperaturen zwischen 26 und 28 Grad Celsius herrschen. Alles, was viel darüber oder darunter liegt, schadet den Essigbakterien; ab 35 Grad Celsius wird es ihnen dann zu heiß, und sie sterben ab.

✳ Nach maximal drei Monaten haben die Acetobacter ihr Werk vollendet und aus dem Most Apfelessig gezaubert. Gießen Sie den Essig durch ein feines sauberes Leinentuch oder auch durch einen Kaffeefilter, um die Fruchtteilchen und Heferückstände zu beseitigen.

✳ Dann füllen Sie Ihr – langerkämpftes – Produkt in heiß ausgespülte Glasflaschen und verschließen diese luftdicht mit einem Korken. Trocken und nicht zu warm aufbewahrt bleibt Ihnen Ihr Apfelessig bis zu einem Jahr erhalten.

Warum gerade Apfelessig?

Beim Essig gibt es selbstverständlich, ebenso wie bei Wein oder bei Olivenöl, unzählige Sorten und Aromen. Die Auswahl reicht vom Balsamessig bis zum Weinessig, aus der Sie je nach Geschmack und Verwendungszweck auswählen können.

Wenn Essig zur Erhaltung oder Wiederherstellung von Gesundheit und Wohlbefinden sowie zur Pflege von Haut und Haaren angewendet werden soll, ist jedoch unter allen Essigsorten dem Apfelessig der Vorzug zu geben. Unbestritten

Apfelessig richtig anwenden

haben auch andere Essigsorten gesundheitsfördernde Effekte, wie beispielsweise Molke- oder Weinessig. Doch nur Apfelessig bietet eine so reichhaltige Auswahl lebenswichtiger Wirkstoffe und damit verbunden so viele wertvolle Effekte auf unseren Organismus, denn nur im Apfelessig sind die Vitalstoffe von Essig und von Äpfeln kombiniert. Dieses Zusammenwirken macht Apfelessig so wertvoll.

✳ Die Liste der Anwendungsgebiete dieses altbewährten Hausmittels ist lang. Sie reicht von Kuren für Haut und Haare über Entschlackung und Entgiftung bis hin zur Behandlung von Verdauungsproblemen oder Zahnfleischentzündungen.

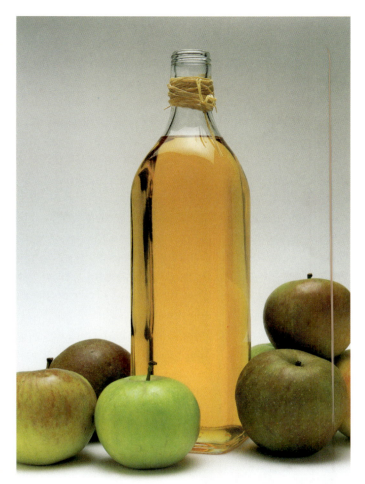

✳ Doch Apfelessig dient nicht nur der Pflege der Gesundheit, sondern auch der des Körpers – ob als tägliche Einreibung der Haut, als pflegende Spülung für die Haare oder als hautpflegender Badezusatz.

✳ Viele der heilsamen und pflegenden Effekte des sauren Gesundheitsbrunnens sind inzwischen auch wissenschaftlich bestätigt.

Nur wenige Naturprodukte bieten so viele Vorzüge wie naturreiner Apfelessig.

Das Antibiotikum des Altertums

Abgesehen von seinen unschlagbar positiven Wirkungen hat Apfelessig auch den Vorteil, dass er gut schmeckt – in einigen ländlichen Regionen ist es bis heute üblich, eine Mischung aus Wasser und Apfelessig als tägliches Getränk zu servieren.

✳ Und: Im Apfelessig sind die Inhaltsstoffe des Ausgangsproduktes – des Apfels – voll erhalten.

✳ Dabei beruht die umfassend gesundheitsfördernde Wirkung des Apfelessigs nicht auf seinen Einzelbestandteilen, sondern, wie bei vielen anderen Nahrungs- und Heilmitteln auch, auf dem Zusammenspiel aller Inhaltsstoffe (Seite 33).

Äpfel, die vielseitige »Ursubstanz«

Wie bereits erwähnt, finden sich alle der wertvollen Inhaltsstoffe des Apfels auch in dem aus ihm gewonnenen Essig wieder. Kaum einer anderen Frucht wird durchgängig durch alle Kulturkreise eine solche Wertschätzung zuteil wie der »Ursubstanz« des Apfelessigs: Bereits im Garten Eden hing er am Baum der Erkenntnis, viele Jahrhunderte später fand er Eingang in zahllose Mythen und Sagen, Könige und Kaiser erhoben ihn in Gestalt des Reichapfels zum Symbol ihrer Macht.

Dass die Regentschaft des Apfels als »König der Früchte« bis heute ungebrochen ist, liegt nicht zuletzt daran, dass er eines der gesündesten Nahrungsmittel ist, die uns die Natur schenkt. Oder wie unsere britischen Nachbarn zu sagen pflegen: An apple a day, keeps the doctor away.

Und so dienen Äpfel auch seit Jahrhunderten als vielseitige Heilmittel bei zahllosen Beschwerden. Das alte Wissen um die

Wissenschaftlich bewiesen: die positive Wirkung von Äpfeln auf den Organismus.

ÄPFEL – ALS WIRKSAME NATURARZNEI

✳ Regulieren den Stuhlgang

✳ Unterstützen die Aktivitäten des Stoffwechsels

✳ Senken den LDL-Cholesterinspiegel

✳ Wirken antibakteriell und antiviral

✳ Beugen Herz- und Kreislauferkrankungen vor

✳ Stabilisieren den Blutzuckerspiegel (gut bei Diabetes)

✳ Wirken entgiftend und blutreinigend

Die ganze Kraft der Äpfel nutzen

heilkräftigen Wirkungen der paradiesischen Frucht hat inzwischen auch umfassende wissenschaftliche Bestätigung gefunden: Äpfel haben einen weitreichenden Einfluss auf den Gesamtstoffwechsel und können bei vielen, auch chronischen, Erkrankungen vorbeugend und lindernd wirken. Ebenso besitzen Äpfel einen regulierenden Effekt auf den Stuhlgang und vermögen sowohl Verstopfung wie auch Durchfällen entgegenzutreten. Darüber hinaus wirken sie entgiftend, vor allem auf die Verdauungsorgane, sowie blutreinigend und zeigen erstaunliche Heilerfolge ==bei Herz- und Kreislauferkrankungen, bei Nierenleiden und einem zu hohen Gehalt an LDL-Cholesterin im Blut.==

An der Michigan State University in den USA wurde 1961 ein Großversuch mit Äpfeln gestartet: 1300 Studenten wurden anhand ihres täglichen Äpfelkonsums registriert und in regelmäßigen Abständen über drei Jahre ärztlich untersucht. Dabei stellte sich heraus, dass die Apfelesser bei weitem gesünder waren – und zwar in allen Bereichen – als ihre Kommilitonen, die keine Äpfel aßen. Die US-Wissenschaftler bescheinigten dem Apfel daraufhin, die Gesundheitsnahrung schlechthin auf allen Gebieten zu sein.

Wissenschaftler nehmen an, dass der Apfel diese umfassenden Heilkräfte vor allem dem Pektin verdankt, einem Ballaststoff, der auch zum Gelieren verwendet wird.

Ebenso wichtig ist natürlich der hohe Gehalt an Vitaminen und Mineralstoffen – genau zwanzig dieser Lebensstoffe hat der Apfel zu bieten.

Darunter befinden sich unter anderem die Vitamine C, A, E und Beta-Karotin (die Vorstufe von Vitamin A) sowie die Mineralstoffe Kalium, Natrium, Kalzium, Eisen und Phosphor. Was im »König der Früchte« und damit im Apfelessig darüber hinaus noch alles Gutes enthalten ist und wie sich das auf den Körper auswirkt, erfahren Sie ab Seite 33.

Äpfel gibt es in einer großen Vielfalt von Geschmacksrichtungen. Allein in Südtirol werden über 20 verschiedene Sorten angebaut.

Sauer macht nicht nur lustig …

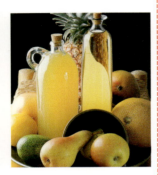

Hieb- und stichfest identifiziert und analysiert: die Wirkstoffe, die den Apfelessig so wertvoll machen.

Dank der fortgeschrittenen Analyseverfahren sind wir heute in der Lage, die einzelnen Inhaltsstoffe von Apfelessig exakt zu bestimmen: Vitamine, Mineralstoffe und Spurenelemente, Säuren, zahlreiche Enzyme und Aminosäuren sowie Ballaststoffe. Ihre einzigartige Kombination macht Apfelessig zu einem so umfassend wirksamen Heilmittel.

Nachdem das prickelnde Gesundheitselixier für einige Jahrzehnte in den Hintergrund getreten war, rückt Apfelessig heute wieder verstärkt ins Rampenlicht. Im Zuge des wachsenden Gesundheitsbewusstseins und des Interesses für naturnahe Heilmethoden hat man sich nun wieder auf das in zahlreichen alten Rezepten vertretene Heilmittel besonnen.

Seine gegenwärtige Renaissance verdankt der Apfelessig zum einen sicherlich seiner universellen Einsatzmöglichkeit und den umfassenden Wirkungen, die er auf unsere Gesundheit, unsere Schönheit und damit auf unser Wohlbefinden entfaltet.

Ganz besondere Bedeutung kommt dem sauren Gesundheitsbrunnen aber auch bei der Behandlung und Vorbeugung typischer Beschwerden unserer Zeit zu – allen voran den Problemen rund um Verdauung und Stoffwechsel.

Dazu kommt, dass es sich beim Apfelessig um ein naturreines, biologisch hergestelltes Produkt handelt, das einfach anzuwenden und kostengünstig erhältlich ist – und das auch noch gut schmeckt.

Apfelessig ist nicht gleich Apfelessig. Wählen Sie aus dem großen Angebot den, der Ihnen am besten schmeckt.

Zum anderen haben aber auch die zahlreichen Veröffentlichungen von Medizinern und Heilpraktikern dazu beigetragen, den Apfelessig wieder aus der Schatztruhe der Naturmedizin hervorzuholen und altbewährtes Heilwissen unter einem neuen Licht zu sehen. In diesem Zusammenhang sei besonders auf die Beiträge der beiden US-Amerikaner Dr. D.C. Jarvis (siehe unten) und Cyril Scott hingewiesen.

Das gesunde Geheimnis des Apfelessigs, seine Inhaltsstoffe und deren Wirkungen auf den Körper im einzelnen, lüften Ihnen die nun folgenden Seiten.

Unter den Augen der Wissenschaft

Wie Sie bereits erfahren haben, sind die wertvollen Inhaltsstoffe des Apfels nahezu unvermindert im Apfelessig zu finden – so gut wie nichts geht bei der Gärung verloren. Im Gegenteil: Die gesundheitsfördernden Eigenschaften der Apfelwirkstoffe werden nun durch die entstandene Essigsäure ergänzt. Diese Kombination an Wirkstoffen macht aus dem Apfelessig einen einzigartigen Gesundbrunnen.

Seine umfassende Wirksamkeit hält auch einer Überprüfung durch die gestrengen Augen der modernen Wissenschaft stand: Sie bestätigt die positiven Effekte des Apfelessigs und damit zugleich auch altes Heilwissen.

Die Erfahrungen eines amerikanischen Landarztes

»Wie man 5 x 20 Jahre lebt« – unter diesem Titel ist Ende der fünfziger Jahre in den USA ein Buch erschienen, das bis heute für großes Aufsehen gesorgt und dabei auch dem Apfelessig mit zu seiner Renaissance verholfen hat. Sein Verfasser, Dr. D. C. Jarvis, ist ein Landarzt aus dem im Nordosten der USA gelegenen Vermont, der seine Erfahrungen mit der dortzulande (im wahrsten Sinn) seit Jahrhunderten praktizierten Volksmedi-

Apfelessig enthält etwa zwanzig verschiedene Vitamine, Mineralstoffe und Spurenelemente, Essig,- Zitronen- und Propionsäure, zahlreiche Enzyme und Aminosäuren sowie Ballaststoffe. Diese wertvollen Inhaltsstoffe aktivieren den Stoffwechsel und unterstützen zahlreiche seiner Funktionen. Dabei wirkt Apfelessig nicht nur vorbeugend, sondern auch heilsam bei vielen verschiedenen Beschwerden.

Sauer macht nicht nur lustig …

In Vermont, im Nordosten der USA, seit Jahrhunderten bewährt und von Dr. D.C. Jarvis salonfähig gemacht: die heilenden Kräfte des Apfelessigs.

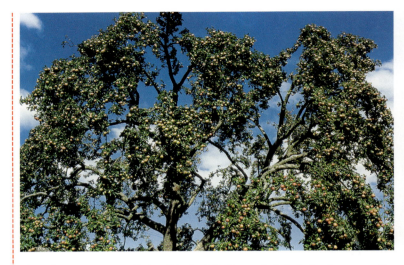

Fragen Sie Ihren Arzt: Sicher unterstützt er Sie bei Ihrem Bemühen, präventiv gegen Krankheiten vorzugehen und gezielt etwas für Gesundheit und Wohlbefinden zu tun.

zin, deren erstaunliche Einfachheit und dabei doch so große Wirksamkeit schildert.

Das vorrangige Ziel des Vermonter Heilwissens war nicht die Bekämpfung von Beschwerden. Vielmehr versuchte die Volksmedizin – und zunehmend auch Dr. Jarvis – die Gesundheit mittels der Kräfte der Natur zu erhalten und wieder herzustellen. So schreibt Jarvis in seinem ersten Kapitel:

»Der Körper braucht Hilfe, um den Schwierigkeiten, Anstrengungen und Anforderungen der modernen Zivilisation gewachsen zu sein … Zum Glück ist es nie zu spät, umzulernen, sofern wir gewillt sind, uns nach den Gesetzen der Natur zu richten, wie wir es am Beispiel der Tiere und kleinen Kinder sehen.«

Das Gesundheitsrezept

Eine herausragende Stellung unter den naturheilkundlichen Behandlungen nimmt in Vermont neben Honig Obstessig, und zwar solcher aus Äpfeln, ein:

»Um trotz schwerster Arbeit bis ins hohe Alter körperlich und geistig gesund zu bleiben und das Ende seiner Tage bei gu-

Gesundheits-Elixier für alle Tage

ter Verdauung, guter Sehkraft, gutem Gehör und ungebrochener Frische zu erreichen, haben die Vermonter ein ebenso einfaches wie wirksames Rezept: zwei Teelöffel Honig und zwei Teelöffel Obstessig, ein- bis mehrmals täglich – je nachdem, wieviel geistige und körperliche Arbeit zu leisten ist – in einem Glas Wasser trinken. Die Mischung schmeckt wie süßer Apfelmost; der Essig liefert alle Mineralien, die im Apfel enthalten sind, der Honig jene, die sich im Blütennektar finden.«

Dieser Trunk – nach dem Vermonter Originalrezept – birgt in sich das Potential, freilich im Verbund mit einer naturnahen Lebensweise und einer ausgewogenen und vollwertigen Ernährung, bis ins hohe Alter leistungsfähig und gesund zu bleiben und »nicht die Abnahme der körperlichen Kräfte als unvermeidlich hinzunehmen, sondern einen Weg zu suchen, bis zuletzt lebenskräftig, tätig und gesund zu sein«.

Der Apfel-Honig-Trunk nach dem Vermonter Originalrezept scheint die Wirkstoffe von Honig und Apfel in idealer Weise zu kombinieren.

Das ist dran am Apfelessig: Die Wirkstoffe

Die Palette der Inhaltsstoffe im Apfelessig ist, wie Sie gleich sehen werden, fürwahr reichhaltig; dabei sollte jedoch nicht übersehen werden, dass seine gesundheitsfördernden Wirkungen nicht auf einzeln für sich agierende Komponenten, sondern vielmehr auf vielseitige Wechselwirkungen der Inhaltsstoffe untereinander zurückzuführen sind. Erst im Verbund mit den anderen Wirkstoffen im sauren Trunk entfalten sich die vielen positiven Effekte. Zudem üben auch Stoffe in anderen, zugleich genossenen Nahrungsmitteln sowie körpereigene Substanzen einen Einfluss auf die Wirksamkeit der Kräfte des Apfelessigs aus.

Auf der Basis dieser Wechselbeziehungen zwischen den Wirkstoffen gehen auch die Meinungen über den Sinn und Unsinn einer Nahrungsergänzung durch Monopräparate mit bestimmten Vitaminen und Mineralstoffen nach wie vor ausei-

Nicht nur die einzelnen Inhaltsstoffe des Apfelessigs machen ihn so wirksam – es sind die Zusammensetzung und die natürliche Entstehung des Getränks, die es einzigartig machen.

Sauer macht nicht nur lustig …

nander: Während einige Experten sie empfehlen (vor allem für Raucher und Menschen, die unter Stress stehen), sind andere der Ansicht, dass der Körper nur von Vitaminen und Mineralstoffen in ihrer »natürlichen Umgebung« profitieren kann und künstliche Quellen für die Gesundheit wertlos sind.

Essigsäure – der Kick für den Stoffwechsel

Essigsäure ist eine sehr wichtige Komponente unseres Stoffwechsels, die in zahllosen Reaktionen als Zwischenprodukt entsteht.

Zunächst zum wichtigsten, was Apfelessig enthält – seine »Seele«, die ihm seinen sauren Geschmack und seine konservierende und keimtötende Wirkung verleiht: die Essigsäure. Diese ist unserem Körper eine gute Bekannte; eine Erkenntnis übrigens, für die der deutsch-amerikanische Biochemiker Hans Adolf Krebs 1953 den Nobelpreis für Medizin erhielt. Er wies nach, dass die meisten Lebewesen und auch wir Menschen in ihrem Organismus beständig Essigsäure produzieren, denn bei nahezu allen körperlichen Vorgängen entsteht sie immer wieder als Zwischenprodukt.

So manch einem mag Herr Krebs auch aus Schulzeiten aufgrund des Zitronensäurezyklus bekannt sein – anhand von diesem belegte er nämlich die große Bedeutung der Essigsäure für den Körper.

Das, was die Acetobacter so fleißig in ihren Zellwänden (Seite 22) produzieren, die Essigsäure, entfaltet eine ganze Reihe höchst erfreulicher Wirkungen, von denen hier die wichtigsten genannt sein sollen.

Gutes für die Verdauung

Wer einmal erfahren will, wie Apfelessig das Körpergeschehen unterstützt, wird das prickelnde Elixier nicht mehr missen wollen.

Zum ersten regt Essigsäure die Sekretion von Speichel an – wenn Sie beispielsweise eine Essiggurke essen oder einen Schluck Apfelessig trinken, reagiert Ihr Körper darauf umgehend mit der vermehrten Produktion von Speichel. Das ist insofern gut, als es damit bereits vom ersten Bissen an, sobald essigsäurehaltige Nahrungsmittel den Mundraum passieren,

Schlanker dank Essigsäure

zu einer besseren Verdauungstätigkeit kommt. Denn der Impuls zur erhöhten Speichelbildung wird auf schnellstem Wege vom Schlund zu den weiteren Verdauungsorganen (Seite 64), Magen, Bauchspeicheldrüse sowie Dünn- und Dickdarm, weitergeleitet. Dadurch werden diese bereits vorab aktiviert und können, solchermaßen »vorgewarnt«, den Speisebrei besser aufnehmen und weiterverarbeiten.

Prima für die Figur!

Zum zweiten verstärkt und beschleunigt Essigsäure den Abbau von Fetten und Kohlenhydraten im Körper – mit der Grund, warum Apfelessig dabei hilft, überflüssige Pfunde zu verlieren und fettstoffhaltige Schlacken auszuscheiden.

Zudem dient Essigsäure auch dazu, den Fettstoffwechsel im Gleichgewicht zu halten oder dieses wieder herzustellen. Für die Aufgabe, Fette und Kohlenhydrate abbauen zu helfen und ihre Verwertung zu unterstützen, wird Essigsäure selbst vom Körper produziert; denn sie ist für das Funktionieren dieses Teils des Stoffwechsels unabdingbar.

Essigsäure spielt eine wichtige Rolle für die gesunde Balance unserer Darmbakterien.

Unterstützung für die Darmflora

Zum dritten besitzt das Produkt der Acetobacter eine ausgeprägte antibakterielle Wirkung, von der besonders der Verdauungstrakt profitiert: Essigsäure befreit Magen und Darm von schädlichen Bakterien und anderen Keimen und trägt zudem dazu bei, die Darmflora langfristig gesund zu erhalten. Doch auch anderen Organen, wie Nieren, Blase und Leber, hilft Essigsäure bei den »Aufräumarbeiten«, indem sie deren Entgiftungstätigkeiten unterstützt.

Das ist jedoch noch lange nicht alles, was die potente Säure an positiven Effekten auf den Körper in ihrem Repertoire hat; ab Seite 55 finden Sie eine detaillierte Erläuterung der Auswirkungen von Essig auf unseren Organismus.

Sauer macht nicht nur lustig …

Enzyme sind für unseren Körper unentbehrlich, denn diese Eiweißmoleküle machen die zahllosen Vorgänge im Stoffwechsel erst möglich: Sie setzen Reaktionen in Gang, beschleunigen sie und lassen sie in die richtige Richtung ablaufen. Aufgrund dieser wichtigen Wirkungen werden Enzyme auch als »Biokatalysatoren« bezeichnet, da sie Reaktionen katalysieren – also »zum Laufen« bringen.

FAKTEN RUND UM ESSIGSÄURE

Die milde organische Säure ist nicht nur gut verträglicher für die Magenschleimhaut, sondern sie:
* Wirkt desinfizierend und entgiftend
* Ist antibakteriell, antiviral und fungizid
* Zerstört schädliche Bakterien und Krankheitserreger
* Kurbelt den Stoffwechsel an
* Erhöht die Durchblutung der Schleimhäute in den Atemwegen
* Unterstützt Nieren, Blase und Leber bei der Entgiftung und Entschlackung
* Regt die Speichelbildung an und damit die Verdauungstätigkeiten
* Fördert den Abbau von Fett und hält den Fettstoffwechsel im Gleichgewicht

Ballaststoffe – Schutztruppe für die Gesundheit von Magen, Darm und Herz

Äpfel enthalten, das ist weithin bekannt, reichlich Ballaststoffe. Das sind diejenigen Faserstoffe in pflanzlichen Lebensmitteln, die wir nicht verdauen können. Als einer der gesundheitlich wirksamsten im Reigen der nicht verwertbaren Faserstoffe des Apfels hat sich das Pektin entpuppt. Wissenschaftliche Untersuchungen bescheinigen ihm eine positive Wirkung auf den Cholesterinspiegel im Blut: Der Ballaststoff Pektin, der sich direkt unter der Apfelschale befindet, senkt deutlich den Gehalt an »schädlichem« LDL- und erhöht das »gute« HDL-Cholesterin (Seite 56).

In weiteren Studien stellte sich interessanterweise heraus, dass dieser Effekt beim Verzehr eines ganzen Apfels stärker ist, als wenn man pures Pektin zu sich nimmt. Die Wissenschaftler nehmen an, dass die Senkung des LDL-Cholesterins auf das Zusammenwirken des Pektins mit anderen Inhaltsstoffen im Apfel zurückzuführen ist.

Die Verdauung durch Ballaststoffe anregen

Doch nicht nur das Pektin, auch die anderen Ballaststoffe des Apfels und seines Essigs sind nicht ohne: Aktuelle Studien zeigen, dass der regelmäßige und reichliche Genuss von ballaststoffreichen Nahrungsmitteln chronischen Darmleiden bis hin zum Darmkrebs vorbeugen kann. Denn Ballaststoffe halten die Darmflora gesund und erhöhen das Stuhlvolumen beträchtlich. Letzteres ist entscheidend, denn je größer die Stuhlmenge, desto schneller passiert diese den Darm und desto geringer ist das Risiko für Erkrankungen im Verdauungstrakt – einschließlich Krebs.

Ein höheres Stuhlvolumen senkt auch die Konzentration bestimmter Stoffe, die Nahrungsbestandteile in für den Körper schädliche Verbindungen umwandeln. Dazu kommt, dass krankmachende und krebserregende Stoffe schneller durch den Darm geschleust werden und so erst gar nicht dazu kommen, ihre schädlichen Wirkungen zu entfalten – ihnen fehlt dazu schlichtweg die Zeit. Doch auch anderen typisch »westlichen« Beschwerden können Ballaststoffe wirksam vorbeugen. So wird beispielsweise auch das Risiko für Herz-Kreislauf-Krankheiten durch den regelmäßigen Verzehr von ballaststoffhaltigen Nahrungsmitteln gesenkt.

Ballaststoffe, also unverdauliche Faserstoffe in pflanzlichen Nahrungsmitteln, nehmen beim Pressen und Entsaften der Äpfel keinen Schaden, sondern gelangen unverändert in den Apfelmost und damit in den Essig. Voraussetzung ist allerdings, das der Essig nicht gefiltert oder durch pektinspaltende Enzyme geklärt wurde – das nämlich verringert den Ballaststoff- und damit auch den Pektinanteil erheblich.

Wirksamer Begleitschutz

Auch die sekundären Pflanzen- oder Begleitstoffe finden zunehmend wissenschaftliche Beachtung aufgrund ihrer zahlreichen gesundheitsfördernden Wirkungen. Diese Stoffe dienen den Pflanzen nicht als Nährstoff, sondern als Farbstoff (wie im Fall von Beta-Karotin), zur Abwehr von Schädlingen sowie zur Regulation ihres Wachstums. Apfelessig enthält zwei von diesen Substanzen, nämlich Beta-Karotin, die Vorstufe des Vitamins A (Seite 38), sowie Bioflavonoide.

Forschungen haben kürzlich ergeben, dass sekundäre Pflanzenstoffe in die Entwicklung von bösartigen Tumoren eingrei-

Sauer macht nicht nur lustig ...

Zum sich rundum Wohl-und Vitalfühlen sind Ballaststoffe unverzichtbar. Beim Pressen und Entsaften der Äpfel gelangen sie unverändert in den Apfelmost und damit in den Essig, sofern dieser nicht gefiltert oder durch pektinspaltende Enzyme geklärt wird.

fen können, indem sie bereits in der Anfangsphase die krebsauslösenden Stoffe blockieren und so gleich zu Beginn der Krebsentstehung »rettend« wirksam werden. Ein weiteres Plus der Begleitstoffe ist ihre antioxidative Wirkung, mit der sie unseren Körper vor dem schädlichen Einfluss freier Radikale bewahren können.

Die Vitalstoffe des Apfelessigs

Dass Vitamine, Mineralstoffe und Spurenelemente wertvolle Bausteine der Gesundheit sind, ohne die der Körper seine zahlreichen Funktionen nicht erfüllen könnte, ist seit langem bekannt. Das immense Potential allerdings, welches in diesen wichtigen Lebensstoffen hinsichtlich Vorbeugung und Heilung schlummert, brachten erst die Forschungstätigkeiten der letzten Jahre ans Licht. Eine dieser Neuigkeiten aus den Laboren der Ernährungswissenschaftler ist beispielsweise, dass, wie internationale Studien gezeigt haben, Vitamin C und E sowie Beta-Karotin freie Radikale abfangen und für den Körper unschädlich machen – drei Stoffe, die im Apfelessig reich vertreten sind.

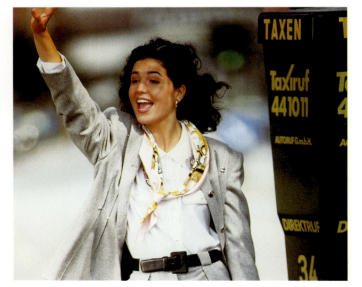

Im Anschluss ein Überblick über die Vitamine, Mineralstoffe und Spurenelemente im potenten Sauertrunk.

Vitamin A – das Allroundtalent

Aufgabe und Wirkung im Körper: Es ist hinlänglich bekannt, dass Vitamin A unerlässlich für die Auf-

Vorbeugung für schwere Krankheiten

RADIKALFÄNGER

Antioxidantien sind schnell oxidierbare Substanzen, also Stoffe, die freien Sauerstoff leicht an sich binden und die auf diese Weise andere Stoffe vor der Oxidation, das heißt, vor der Verbindung mit Sauerstoff, schützen können. Antioxidantien verhindern somit die Entstehung freier Radikale. Diese aggressiven Sauerstoffverbindungen spielen eine bedeutende Rolle bei der Entstehung vieler chronischer Erkrankungen: Sie können die Körperzellen schädigen, das genetische Material und das Sperma angreifen, Zellen im Auge sowie Nervenzellen zerstören und Entzündungen fördern. Aufgrund dieser vielen gefährlichen Auswirkungen bringt man sie heute in Verbindung mit frühzeitigen Alterungserscheinungen, Lichtschäden der Haut, Herz-Kreislauf-Krankheiten und vor allem mit der Entstehung von Krebserkrankungen. Zu den wichtigsten Antioxidantien gehören Vitamin E und C, Beta-Karotin, die Spurenelemente Selen und Zink sowie das Koenzym Q10. Durch eine ausreichende Versorgung mit diesen Stoffen, von denen viele auch im Apfelessig enthalten sind, lässt sich diesen Beschwerden wirksam vorbeugen.

Noch ist wissenschaftlich nicht erwiesen, dass der Genuss von Äpfeln bösartigen Tumorerkrankungen tatsächlich vorbeugen kann. Aber es gibt gesicherte Anzeichen für eine positive Beeinflussung der Erkrankung durch die im Apfelessig enthaltenen Vitamine und Aufbaustoffe.

rechterhaltung unserer Sehkraft ist, indem es zur Bildung des Sehpurpurs, der Rhodopsinmoleküle, beiträgt. Weit weniger populär ist die Tatsache, dass Vitamin A nachweislich ein hochwirksames Antikrebsmittel ist und eine wichtige Rolle für unser Immunsystem spielt, denn es stimuliert das Wachstum der Thymusdrüse. In dieser Drüse werden die Abwehrzellen gebildet, welche eingedrungenen Krankheitserregern und anderen schädlichen Mikroorganismen zu Leibe rücken. Damit

Sauer macht nicht nur lustig ...

Vitamin A verbessert auch das Aussehen von Haut und Haaren.

nicht genug: Vitamin A dient auch dem Aufbau der Haut, der Schleimhaut sowie der Binde- und der Knorpelgewebe und sorgt für schöne Haut, gesundes Haar und kräftige Nägel.

So macht sich ein Mangel bemerkbar: Wird dem Körper nicht ausreichend Vitamin A zugeführt, kommt es zu Hornhauttrübungen, Leberschäden, Neigung zu Gallen- und Nierensteinen sowie zu Störungen beim Knochenaufbau.

Übrigens sind auch blasse Haut, die zu Unreinheiten und Verhornung neigt, sowie sprödes Haar häufige, aber leider oft übersehene Anzeichen eines Mangels an Vitamin A.

Beta-Karotin – Hilfe gegen Krebserreger und freie Radikale

Aufgaben und Wirkung im Körper: Im Apfelessig ist auch Beta-Karotin, ein sekundärer Pflanzen- und Farbstoff und zugleich die Vorstufe von Vitamin A, enthalten. Wie inzwischen vielfach wissenschaftlich gezeigt wurde, ist Beta-Karotin eines der wirksamsten Antioxidantien, das den Körper vor der schädlichen Wirkung freier Radikale (Seite 39) schützen kann.

Zudem vermag Beta-Karotin sowohl das Fortschreiten einer Krebserkrankung zu verzögern als auch den Krebsmechanismus selbst zu blockieren – auch dies ist heute durch zahlreiche Studien belegt.

Besonders wirksamen Schutz bietet es vor nikotinbedingten Krebserkrankungen wie Lungen- und Kehlkopfkrebs; doch auch Hautkrebs kann Beta-Karotin sehr effektiv vorbeugen, denn es schützt die Haut vor den schädlichen Einwirkungen der UV-Strahlen. All diese Wirkungen sind unabhängig davon, ob es sich in Vitamin A umwandelt oder nicht.

Beta-Karotin bietet einen gewissen Schutz vor nikotinbedingten Krebsarten.

So macht sich ein Mangel bemerkbar: Da Beta-Karotin die Vorstufe von Vitamin A ist, können bei einem Mangel ähnliche Symptome auftreten wie bei einem Vitamin-A-Mangel, das heißt, dass Haut- und Haarprobleme auftreten.

Fit mit den Multitalenten der Vitamin B-Gruppe

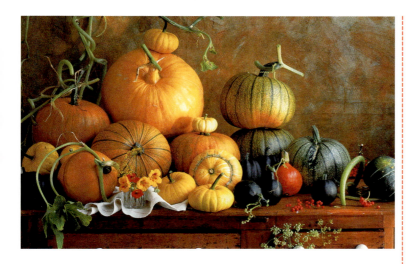

Neben den klassischen Vitamin-A-Lieferanten wie Karotte oder Kürbis hat auch Apfelessig einiges an diesem umfassend wirksamen Lebensstoff zu bieten.

Vitamin B1 – Balsam für die Nerven

Aufgabe und Wirkung im Körper: Dieses Vitamin spielt eine wichtige Rolle bei der Energiegewinnung aus der Nahrung, besonders bei der Verwertung von Eiweiß und Kohlenhydraten. Vitamin B1 ist daher bedeutsam für die Muskeln und insbesondere für die Nerven, die es stärkt und Störungen in deren Funktionen vorbeugt; zudem fördert es die Konzentrationsfähigkeit und verbessert das Gedächtnis. Bei Stress, großen geistigen Belastungen und schwerer körperlicher Arbeit steigt der Bedarf an Vitamin B1.

So macht sich ein Mangel bemerkbar: Erhält der Körper nicht genügend Vitamin B1, so zeigt sich das durch verminderte Leistungsfähigkeit, Appetitlosigkeit, Durchfall, seelische Labilität, brüchige Nägel, stumpfes Haar und in schweren Fällen durch Nervenstörungen und Lähmungen.

Auch in Prüfungssituationen stärkt Vitamin B1 die Nervenkraft.

Vitamin B2 – sorgt für ausreichend Energie

Aufgabe und Wirkung im Körper: Auch Riboflavin genannt, spielt dieser Vitalstoff des Apfelessigs eine wichtige Rolle bei der Energiegewinnung aus Fetten, Kohlenhydraten und Ei-

Sauer macht nicht nur lustig …

weiß. Da Vitamin B2 auch im Auge vorkommt, ist es zudem für den Sehvorgang von Bedeutung.

So macht sich ein Mangel bemerkbar: Erhält der Körper zu wenig Vitamin B2, führt das zu Wachstumsverzögerungen, Schäden an Augen und Schleimhäuten, rissigen Mundwinkeln, Hautentzündungen und -unreinheiten sowie Blässe.

Vitamin B6 – Drehscheibe des Eiweißstoffwechsels

Aufgabe und Wirkung im Körper: Dieses Vitamin ist an sehr vielen Auf- und Abbaureaktionen im Körper beteiligt, hauptsächlich am Stoffwechsel der Eiweißstoffe, den Aminosäuren. Zudem fördert es die Bildung von Gewebshormonen und von Hämoglobin, dem roten Farbstoff unseres Blutes. Und, last not least: Vitamin B6 stärkt die Immunabwehr sowie die Nerven und macht uns somit widerstandsfähiger gegen Krankheiten sowie gegen Stress.

So macht sich ein Mangel bemerkbar: Fehlt dem Körper Vitamin B6, so zeigt sich das durch Hautveränderungen, nervöse Störungen, Muskelschwäche und -abbau, durch Koordinationsschwierigkeiten sowie herabgesetzte Abwehrkräfte.

Vitamin B6 ist auch in vielen Gemüsen und Fleischarten enthalten.

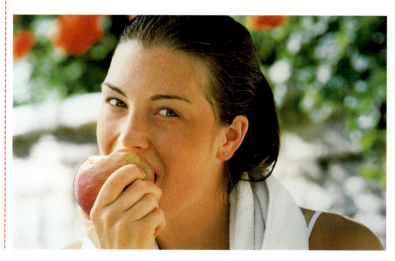

Auf einen Biss oder Schluck: In welcher Form auch immer, Äpfel sind reich an Vitamin B6, B12, C sowie A und E.

Vitamin B12 – wichtiger Baustein für das Blut

Aufgabe und Wirkung im Körper: Vitamin B12 fördert die Entstehung und Reifung der roten Blutkörperchen und ist an vielen wichtigen Stoffwechselreaktionen, an der Zellteilung sowie an der Bildung der Nukleinsäuren beteiligt.

So macht sich ein Mangel bemerkbar: Ein Mangel führt zu Blutarmut, Abbau der Magenschleimhaut und zum Rückgang der Magensäureproduktion.

Vitamin C – der Kick für das Immunsystem

Aufgabe und Wirkung im Körper: Für die Erhaltung und Wiederherstellung unserer Gesundheit ist dieses Vitamin unerläßlich, denn es stimuliert die Abwehrkräfte und schützt uns so vor Krankheiten. Zudem ist Vitamin C der Motor des Zellstoffwechsels und erforderlich zur Energiegewinnung. Es unterstützt die Bildung des Stützapparates und der Stützgewebe wie Knochen und Knorpel, der Zähne und des Bindegewebes sowie die Wundheilung.

Darüber hinaus ist Vitamin C ein besonders effektiver »Schutzengel« gegen Krebserkrankungen: Es wirkt antioxidativ und kann somit krebsauslösende Stoffe, Karzinogene, vor allem Nitrosamine, blockieren. Darüber hinaus konnten Wissenschaftler zeigen, dass Vitamin C auch Viren hemmen und den Gehalt an schädlichem LDL-Cholesterin (Seite 56) im Blut senken kann.

So macht sich ein Mangel bemerkbar: Wird dem Körper nicht genügend Vitamin C zugeführt, zeigt sich das durch Müdigkeit (Frühjahrsmüdigkeit), verringerte Leistungskraft und mangelnde Fähigkeit zur Konzentration.

Auch häufiges Zahnfleischbluten, eingerissene Mundwinkel, erhöhte Infektanfälligkeit sowie unreine und schlaffe Haut sind ganz typische Hinweise für eine Unterversorgung des Körpers mit Vitamin C.

Wenn Sie sich einmal erkältet haben, beugt ein Saft aus den Vitamin C-Bomben Hagebutte, Sanddorn und schwarze Johannisbeere einer Verschlimmerung der Erkrankung vor.

Sauer macht nicht nur lustig …

Vitamin E – Body guard für die Zellen

Aufgabe und Wirkung im Körper: An Vielseitigkeit ist Vitamin E kaum zu überbieten: Es stabilisiert die Zellmembran und wirkt auf diese Weise ihrer frühzeitigen Alterung entgegen. Es ist ein sehr gutes Antioxidans und schützt damit unter anderem die Zellen vor dem Angriff freier Radikale sowie auch die roten Blutkörperchen vor der Zerstörung durch oxidierende Stoffe. Die Organe und Körpergewebe, die am meisten von diesen Effekten profitieren, sind das Gehirn, die Leber, die Muskeln, Arterien und die Blutzellen. Darüber hinaus wirkt Vitamin E Durchblutungsstörungen und Entzündungen entgegen, fördert die Fruchtbarkeit und – wie bei der Körperpflege mit Apfelessig ganz klar ersichtlich wird – hält Haut und Haare gesund und schön.

So macht sich ein Mangel bemerkbar: Verfügt der Körper nicht über genügend Vitamin E, zeigt sich das unter anderem durch erhöhte Infektanfälligkeit. Aber auch fahle Haut sowie Haarausfall und brüchiges Haar sind häufig Anzeichen für einen Vitamin E-Mangel. Übrigens führt man auch verminderte Fruchtbarkeit darauf zurück.

Das fettlösliche Vitamin E findet sich auch in getrockneten Hülsenfrüchten und in Geflügel.

Mineralstoffe und Spurenelemente

Etwa zwanzig an der Zahl sind es, die Apfelessig für unseren Körper bereithält. Wir benötigen Mineralstoffe und Spurenelemente zwar nur in geringen Mengen, können aber dennoch nicht auf sie verzichten. Denn ohne diese Stoffe könnten eine Reihe lebenswichtiger Körperfunktionen, unter anderem die Stoffwechseltätigkeiten oder die Weiterleitung von Nervenimpulsen, nicht ablaufen. Fast alle Mineralstoffe und Spurenelemente müssen dem Körper von außen über die Nahrung zugeführt werden. Apfelessig bietet hier eine wertvolle Unterstützung, denn mit seinem regelmäßigen Genuss können Sie eventuelle Defizite einfach und wohlschmeckend ausgleichen.

Es ist zunächst etwas ungewohnt, Lebensmittel nach dem Gehalt von Mineralstoffen und Spurenelementen zu beurteilen. Doch so kann man sich bewusster ernähren und einem Mangel vorbeugen.

Das »Innenleben« stärken

Chloride – halten den Darm gesund

Aufgabe und Wirkung im Körper: Diese Spurenelemente haben eine große Wirkung auf die Verdauung: Zum einen sind sie mit für die Bildung von Magensäure und so für die optimale Verwertung des Nahrungsbreies verantwortlich, zum anderen pflegen und hegen sie die Darmflora und beugen auf diese Weise Problemen rund um die Verdauung vor, die meist in einer gestörten Darmflora zu suchen sind (Seite 75).

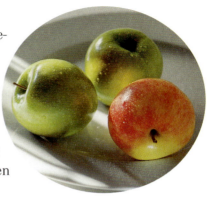

Eisen – das Mineral der Frauen

Aufgabe und Wirkung im Körper: Unverzichtbar für den Transport von Sauerstoff im Blut von den Lungen zu den Zellen und für die Verwertung des Sauerstoffs im Zellstoffwechsel ist Eisen. Darüber hinaus aktiviert Eisen die Produktion roter Blutkörperchen und ist damit blutbildend. Ein weiterer wichtiger Effekt, den Eisen auf unseren Organismus hat, ist die Anregung der körpereigenen Abwehrkräfte.

So macht sich ein Mangel bemerkbar: Ein Eisenmangel betrifft durch die monatliche Periodenblutung vor allem Frauen – Schätzungen zufolge leidet jede Zweite daran. Besonders betroffen sind vor allem stillende und schwangere Frauen – ihr Eisenbedarf ist bis auf das Dreifache erhöht. Anzeichen sind Müdigkeit, Antriebslosigkeit, Blässe und Appetitlosigkeit.

Fluor – des Körpers Stütze

Aufgabe und Wirkung im Körper: Fluor erhöht die Stabilität der Knochen und Zähne, indem es die Festigkeit der Knochensubstanz – der so genannten Spongiosa – sowie der Zahnsubstanz – des Dentins – steigert. Es beugt Karies vor, da es die Bakterien im Mundraum, welche aus den Zuckerresten Zahnbelag bilden, hemmt.

Was im Apfel steckt, findet sich auch im Apfelessig; wichtige Mineralien und Spurenelemente gehen bei der Essigherstellung kaum verloren.

Eine ganze Reihe der gesundheitsfördernden Effekte des Apfelessigs sind in der ausgewogenen Zusammenstellung seiner Mineralstoffe und Spurenelemente begründet.

Sauer macht nicht nur lustig …

Auch über fluorhaltige Zahnpasta gelangt dieses Spurenelement in den Körper.

Und Fluor hat noch eine gute Eigenschaft: Es verbessert die Aufnahme von Eisen im Darm und trägt so zum Schutz vor Eisenmangel bei.

So macht sich ein Mangel bemerkbar: Ein Mangel an Fluor ist relativ selten; dagegen sollte ein zu hoher Fluorgehalt vermieden werden, der die Jodversorgung und damit die Schilddrüsenfunktionen beeinträchtigt und Übelkeit verursacht.

Kalium – unerlässlich für den Zellstoffwechsel

Aufgabe und Wirkung im Körper: Ein lebenswichtiger Mineralstoff ist Kalium. Es ist maßgeblich an der Regulation des osmotischen Druckes der Zellflüssigkeit beteiligt: Es entwässert die Zellen und hat darum einen wichtigen Einfluss auf die Entgiftung und Entschlackung des Körpers.

Aber Kalium sorgt auch dafür, dass die Zellen ständig ausreichend mit Sauerstoff und Nährstoff versorgt sind – der Stoffwechsel und damit die Gesundheit der Körperzellen sowie deren Fähigkeit zur Regeneration sind also maßgeblich abhängig von diesem Mineralstoff. Fehlt Kalium, werden die Zellwände geschädigt, die Zellen gehen zugrunde, und die Körpergewebe nehmen Schaden.

Ebenso hält Kalium das Säure-Basen-Geichgewicht in Balance, indem es steuernd in die Ausscheidung von Wasser und Gewebeflüssigkeit eingreifen kann. Zudem ist es für die Aktivierung einiger wichtiger Enzyme im Körper zuständig. Eine weitere bedeutende Aufgabe von Kalium ist die Weiterleitung von Nervenimpulsen auf die Muskeln. Da Kalium Bestandteil der Verdauungssäfte im Magen-Darm-Trakt ist, wird es auch schnell in den Körper aufgenommen.

Apfelessig besticht vor allem mit seinem hohem Gehalt an Kalium – mit rund 1000 mg pro Liter ist er der Spitzenreiter unter den kaliumreichen Nahrungsmitteln.

So macht sich ein Mangel bemerkbar: Kaliummangel kann zu Zellschädigungen und zu Herzstörungen, Muskelschwäche, spannungsloser und faltiger Haut, Appetitlosigkeit, unregelmäßigem Puls und zu Blähungsneigung führen.

Für mehr Elastizität und Kraft

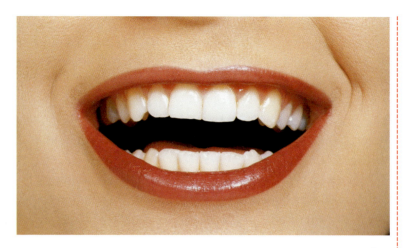

Kalzium und Fluor sind wichtig für den Aufbau und Erhalt gesunder Zähne; Apfelessig kann auch in dieser Hinsicht mit einigem aufwarten.

Warum Apfelessig hilft: Apfelessig enthält – ebenso wie Äpfel selbst – viel Kalium und kann deshalb, regelmäßig getrunken, den genannten Mangelerscheinungen wirksam vorbeugen. Zugleich lässt sich die blutdrucksenkende Wirkung von Äpfeln wie von Apfelessig unter anderem durch den hohen Kaliumgehalt erklären. Denn die entwässernde Wirkung dieses Mineralstoffes und damit verbunden auch die verbesserte Ausscheidung von Kochsalz aus dem Körper zwingt zu hohe Blutdruckwerte »in die Knie«.

Das Kalium im Apfelessig hilft, Bluthochdruck zu senken.

Kalzium – Baustoff für Zähne und Knochen

Aufgabe und Wirkung im Körper: Kalzium ist das Mineral, das am häufigsten in unserem Körper zu finden ist – nicht umsonst; ist es doch unerlässlicher Baustoff für unsere Zähne und Knochen. Es ist daher nicht nur in geringen Spuren für den Organismus erforderlich, sondern wir benötigen größere Mengen. Doch auch von den Muskeln, den meisten inneren Organen sowie zur Blutbildung wird Kalzium benötigt; zudem ist es ein entscheidender Faktor für die Blutgerinnung, für die Erregbarkeit von Nerven und Muskeln sowie für die Durchlässigkeit der Zellmembranen.

Sauer macht nicht nur lustig ...

US-Wissenschaftler wiesen nach, dass Menschen, die mit ihrer Nahrung viel Kalzium zu sich nehmen, seltener an Krebs, vor allem Dickdarm- und Magenkrebs, erkranken. Man vermutet, dass die Schutzwirkung darin begründet ist, dass Kalzium im Verdauungstrakt die Gallensäure entgiftet, welche die Krebsbildung fördern kann.

So macht sich ein Mangel bemerkbar: Hat der Körper zu wenig Kalzium, äußert sich das in der zunehmenden Entkalkung der Knochen (Osteoporose), Knochenerweichung, Nervosität und erhöhter Reizbarkeit der Muskeln (Muskelkrämpfe).

Warum Apfelessig hilft: Apfelessig ist ideal dazu geeignet, dem Körper Kalzium zuzuführen und damit durch Kalziummangel bedingten Beschwerden wie unter anderem Osteoporose vorzubeugen. Nicht nur, weil der gesunde Sauertrunk viel davon enthält, sondern vor allem deshalb, weil er den wichtigen Mineralstoff dem Körper in der für den Organismus besten Form der »Aufbereitung« anbietet. Apfelessig enthält neben Essig- auch Zitronensäure (diese stammt aus den Äpfeln selbst), welche die Aufnahme von Kalzium deutlich verbessert. In anderen kalziumreichen Nahrungsmitteln, beispielsweise Milchprodukten oder auch grünen Gemüsen, liegt das Kalzium nicht in dieser idealen Kombination vor.

Kupfer – wichtig für Enzyme und Stoffwechsel

Aufgabe und Wirkung im Körper: Kupfer ist ein essentielles Spurenelement, also ein Stoff, den unser Körper unbedingt zur Aufrechterhaltung lebenswichtiger Funktionen benötigt. Ein Großteil des Kupfers liegt im Körper in Eiweißkomplexen gebunden vor. Diese Kupferproteine dienen zum einen als Enzyme für abbauende Stoffwechselreaktionen, zum anderen sind sie an der Beseitigung der im Körper gebildeten Oxidationsprodukte, der freien Radikale beteiligt. Darüber hinaus spielt Kupfer auch eine wichtige Rolle für den Eisentransport im Körper sowie für den Stoffwechsel der Bindegewebe.

Magnesium – das »Anti-Stress-Mineral«

Aufgabe und Wirkung im Körper: Wer unter starker Anspannung und Stress steht, sollte sich durch die vermehrte Zufuhr von Magnesium stärken. Denn durch Magnesium kann der

Körper Überbeanspruchungen der Leistungskraft, Lärm und Hektik besser bewältigen. Darüber hinaus ist dieser Mineralstoff wichtig für den Aufbau von Knochen und Sehnen sowie für die Reizweiterleitung an Muskeln und Nerven. Magnesium ist ferner Bestandteil wichtiger Enzyme des Kohlenhydrat- und Proteinstoffwechsels und unerlässlich für die Bildung von Antikörpern – es ist also an der Aufrechterhaltung der Immunkräfte beteiligt.

So macht sich ein Mangel bemerkbar: Fehlt dem Körper Magnesium, so zeigt sich das durch Gewichtsverlust, Muskelzuckungen, Wadenkrämpfe, Herzrhythmusstörungen und einem Mangel an Antikörpern, wichtigen Bestandteilen unseres Abwehrsystems.

Natrium – besser als sein Ruf ...
Auch wenn Natrium ein wenig in Verruf gekommen ist, da es an der Entstehung zu hoher Blutdruckwerte und damit an Herz-Kreislauf-Beschwerden beteiligt ist, braucht der Körper Natrium – wenn auch nicht in den Mengen, die viele Menschen zu sich nehmen.

Aufgabe und Wirkung im Körper: Zu den Aufgaben dieses Mineralstoffes gehören die Regulation des Wasser- und Säure-Basen-Haushaltes sowie die Regulation des osmotischen Druckes der Zellflüssigkeit. Darüber hinaus ist Natrium mit für die Aufrechterhaltung der Funktion der Zellmembranen sowie für die Aufnahme von Kohlenhydraten und Aminosäuren in den Körper verantwortlich. Ebenso spielt es eine Rolle bei der Muskelkontraktion und der Übertragung von Nervenimpulsen auf die Muskelfasern.

So macht sich ein Mangel bemerkbar: Ein Natriummangel, der in unseren Breiten höchst selten bis gar nicht auftritt, kann zu einem Absinken des Blutdruckes, zu Übelkeit sowie zu Antriebslosigkeit und Schwächezuständen führen.

In jeder Zelle unseres Körpers, einerlei ob Muskel-, Leber-, Herz- oder Nervenzelle, finden sich acht Mineralstoffe: Natrium, Kalzium, Kalium, Magnesium, Eisen, Schwefel, Phosphor und Chlor. Alle diese Stoffe sind auch im Apfelessig enthalten.

Sauer macht nicht nur lustig …

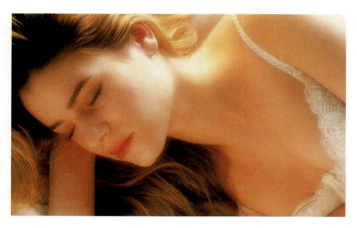

Phosphor – stärkt Nerven und Psyche

Aufgabe und Wirkung im Körper: Das Spurenelement Phosphor unterstützt die Tätigkeit unserer Nervenzellen und trägt mit zum seelischen Gleichgewicht bei. Er stärkt aber nicht nur die Nerven, sondern ebenso wie Kalzium auch Knochen und Zähne. Darüber hinaus ist er wichtig für die Verwertung von Vitaminen durch den Körper. Ebenso ist er dem Körper im Prozess der Energiegewinnung und -umwandlung aus den zugeführten Nährstoffen unentbehrlich. Ernährungsbedingter Phosphormangel ist unbekannt.

Apfelessig von innen und außen: Mit seinen B-Vitaminen und Mineralstoffen wie Schwefel kräftigt er die Haarstruktur, als Spülung angewendet macht er das Haar weich und geschmeidig.

Schwefel – regeneriert und entgiftet

Aufgabe und Wirkung im Körper: Schwefel fördert die Regeneration der Zellen, insbesondere die der Haut und der Haare. Er hält die Fingernägel gesund und beugt Erkrankungen der Gelenke vor. Zudem unterstützt er den Körper bei der Ausscheidung schädlicher Stoffwechselprodukte und Schlackenstoffe und trägt mit zur Stärkung der körpereigenen Abwehrkräfte bei.

Silizium – Elixier für die Bindegewebe

Silizium ist ein regelrechter »Schönmacher«, denn es unterstützt die Gesundheit von Haut und Haaren.

Aufgabe und Wirkung im Körper: Einer der Haupteffekte des Siliziums ist seine stärkende Wirkung auf das Bindegewebe, das es elastisch und kräftig hält. Es kräftigt Knorpel und Knochen und beugt frühzeitigen Alterungserscheinungen in diesem Bereich vor. Ebenso ist Silizium unerlässlich für die Gesundheit unserer Haare und unserer Haut.

Apfelessig für die Gesundheit

Nachdem Sie nun erfahren haben, was alles im Apfelessig »drin« ist, geht es nun darum, wie sich diese Inhaltsstoffe in der einzigartigen Kombination, in der sie im Apfelessig vorliegen, auf unseren Körper auswirken: warum sauer nicht nur lustig macht, sondern auch gesund.

Besondere Beachtung wird dabei den Wirkungen des Apfelessigs auf die Gesundheit unseres Darms geschenkt – denn deren Erhaltung beziehungsweise Wiederherstellung ist zum einen Thema dieses Buches, zum anderen »Dreh- und Angelpunkt« unseres Gesamtbefindens, wie Sie im folgenden Kapitel noch lesen werden.

Kurbelt den Stoffwechsel an

Die im Apfelessig enthaltene Essigsäure gibt dem Stoffwechselgeschehen des Körpers einen regelrechten Kick, und dies beginnt schon im Mund. Sobald Sie Essig oder andere essigsäurehaltige Speisen zu sich nehmen, wird die Speichelbildung anregt und mit ihr auch die Produktion der Verdauungssäfte in Magen, Darm und Bauchspeicheldrüse. Dies ermöglicht die Verdauung von Eiweißstoffen, Kohlenhydraten und Fetten in der aufgenommenen Nahrung, denn in den Verdauungssäften und auch im Speichel sind Enyzme (Seite 64) enthalten, welche diese Nährstoffe in ihre Einzelbestandteile aufspalten und so für den Organismus verwertbar machen. In der Anregung dieser Enzyme, insbesondere der fettabbauenden, sieht die Forschung auch den erfreulichen Effekt des Apfelessigs als wirksame Hilfe beim Abnehmen begründet (Seite 57).

Die stoffwechselanregende Wirkung des Apfelessigs geht jedoch nicht allein auf seine Säure zurück – auch die enthaltenen Vitamine, Mineralstoffe und Spurenelemente tragen erheblich dazu bei, dass der Stoffwechsel auf Touren kommt.

Auf sanfte und natürliche Weise regt Apfelessig den gesamten Stoffwechsel an, unterstützt seine lebenswichtigen Funktionen und gleicht viele Mangelzustände im Körper aus.

Sauer macht nicht lustig …

> **SAURE SACHEN HELLEN DIE STIMMUNG AUF**
>
> Dass sauer lustig macht, ist eine alte Volksweisheit. Einige Wissenschaftler sind der Frage nachgegangen, ob das wirklich so ist, und haben dabei folgendes herausgefunden: Saure, vor allem essigsaure Speisen kurbeln den Stoffwechsel an und entfalten einen vitalisierenden Effekt auf den Körper.
> Der so natürlich angeregte Stoffwechsel stimuliert auch das Gemüt und wirkt aufhellend auf die Stimmung: Man wird gelassener und heiterer.

Wirkt schädlichen Keimen entgegen

Im Altertum diente Essig außer als Gewürz und zum Konservieren von Lebensmitteln vor allem zum Abtöten von Keimen – der essigsaure Trunk war das erste natürliche Antibiotikum der Medizin (Seite 17).

Seine keimhemmende Wirkung hat der Essig seiner Säure zu verdanken; sie rückt schon in relativ geringen Konzentrationen Mikroorganismen zu Leibe, indem sie deren Säuregehalt ansteigen lässt – damit fühlen sich die Einzeller gar nicht wohl. Sie sterben ab und das sogar recht schnell: Binnen 25 Minuten werden zum Beispiel Staphylokokken, häufige Eitererreger, durch die Einwirkung von nur zweiprozentigem Essig abgetötet.

Die stark desinfizierende und keimhemmende Eigenschaft der Essigsäure lässt sich nicht nur dazu nutzen, Schimmelpilzen und Fäulnisbakterien in Lebensmitteln entgegenzuwirken. Man kann sie auch sehr effektiv für die Erhaltung der Gesundheit einsetzen, insbesondere jener unseres Verdauungssystems. Denn die im Apfelessig enthaltene Essigsäure kann schädliche Fäulnis- und Gärungsprozesse im Darm wirksam verhindern und so den Darm langfristig gesunden lassen.

Auch der Apfelsaft selbst, der Vorläufer des Apfelmostes und des Essigs, erwies sich in zahlreichen Untersuchungen als wirksam gegen Bakterien und Viren; insbesondere Polioviren rückt er zu Leibe.

Das gesamte Verdauungssystem sanieren

Reinigt und saniert den Darm

Da Essig schädliche Keime abtötet, kann er auch den Darm wirksam von krankmachenden Bakterien und anderen Mikroorganismen befreien. Denn die Essigsäure bekämpft die gesundheitsschädlichen Winzlinge, beispielsweise Fäulnisbakterien, im Darm und wirkt damit ungesunden Gärungs- und Fäulnisprozessen entgegen.

Infolgedessen entstehen im Verdauungstrakt weniger Giftstoffe, was den gesamten Organismus entlastet und nach einer gewissen Zeit alle Beschwerden, die auf eine gestörte Darmflora und auf Darmgifte zurückgehen, spürbar lindert.

✳ So werden durch Apfelessig akute Verdauungsstörungen – beispielsweise nach dem Genuss verdorbener Speisen – behoben.

✳ Auch die Bakterienflora im Darm wird dauerhaft saniert, was der Verdauung langfristig wieder auf die Beine hilft.

✳ Die reinigende und sanierende Wirkung auf den Darm wird durch die im Apfelessig enthaltenen Ballaststoffe, unter anderem auch das Pektin, zusätzlich verstärkt. Denn die Faserstoffe verhelfen dem Nahrungsbrei zu einer schnelleren »Reise« durch den Darm und tragen so mit dazu bei, den Darm schnell von Giftstoffen und schädlichen Mikroorganismen zu befreien.

Über die Ursachen und Auswirkungen einer gestörten Bakterienflora im Darm und von Darmgiften im allgemeinen sowie über die immense Bedeutung einer gesunden Verdauung erfahren Sie auf Seite 70 Genaueres.

Dem Magen und dem Darm kommen die mannigfachen aufbauenden, kräftigenden und reinigenden Wirkungen des Apfelessigs auf den menschlichen Organismus am meisten zugute. Deshalb ist eine Darmreinigungskur mit Apfelessig doppelt sinnvoll.

Hält den Säure-Basen-Haushalt im Lot

Vor allem unsere moderne Zivilisationskost mit ihrem reichlichen Angebot an Fleisch und Wurstwaren, weißem Zucker, Kaffee und anderen Genussmitteln wie Alkohol sowie Weißbrot und anderen Produkten aus weißem Mehl bringt das

Sauer macht nicht nur lustig ...

Nahrungsmittel lassen sich unterteilen in Säure- und in Basenbildner: Zu ersteren gehören unter anderem tierische Lebensmittel sowie Genussmittel und zuckerhaltige Speisen. Basenbildend sind dagegen pflanzliche Nahrungsmittel, allen voran Getreideprodukte, Gemüse und Obst.

Gleichgewicht zwischen Säuren und Basen beträchtlich ins Wanken. In aller Regel zu Gunsten der Säuren, denn bei der Verarbeitung der genannten Nahrungsmittel werden in hohem Maß Säuren freigesetzt. Diese führen langfristig zur Übersäuerung des Körpers. Beschwerden wie beispielsweise Magenschleimhautentzündungen oder schmerzhafte Ablagerungen in den Gelenken sind die häufige Folge.

Nachdem wir heute meist zuviel an säurebildenden Speisen zu uns nehmen, sollten wir vermehrt darauf achten, dieses Übermaß durch Basenbildner auszugleichen – dazu eignet sich auch sehr gut Apfelessig. Denn obwohl er selbst Säure enthält, wirkt er in unserem Stoffwechsel basisch statt säurebildend. Der Grund für dieses Paradoxon ist im hohen Gehalt an basischen Mineralstoffen wie etwa Magnesium und Kalium zu suchen, das auch den Stoffwechsel in unseren Körperzellen aufrecht zu erhalten hilft.

Das regelmäßige Trinken von Apfelessig hat also keine Übersäuerung des Körpers zur Folge, sondern wirkt dieser sogar entgegen und hilft, das Säure-Basen-Verhältnis langfristig wieder ins Gleichgewicht zu bringen.

Entgiftet und entschlackt

Ein verschlackter Körper ist immer anfälliger für eine Erkrankung.

In unserem Körper fallen durch die vielfältigen »Auf-, Ab- und Umbauarbeiten« beständig Abfälle an – so genannte Stoffwechselschlacken, die aus den Geweben und Organen abtransportiert und ausgeschieden werden müssen. Außer von den Schlackenstoffen muss sich der Körper auch schädlicher Umweltstoffe und Giftsubstanzen etwa aus Arzneimitteln und ungesunder Nahrung entledigen.

Die körpereigene »Müllabfuhr« übernehmen Nieren, Blase, Lungen, Leber und natürlich die Haut, deren wichtige Tätigkeiten Apfelessig aus mehreren Gründen wirksam unterstützen kann:

Besser als eine Fastenkur

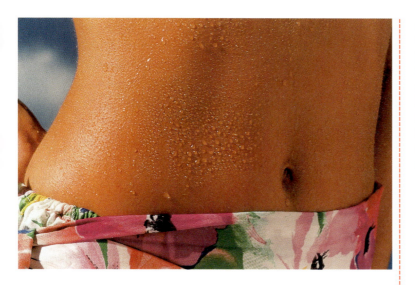

Apfelessig kurbelt die Stoffwechselprozesse an und unterstützt dadurch alle an der Entschlackung und Entgiftung beteiligten Organe wie z. B. Darm, Niere und Haut.

✽ Zum ersten mobilisiert der potente Sauertrunk den Stoffwechsel ganz beachtlich und sorgt so dafür, dass alle Prozesse und Reaktionen im Körper schneller und effektiver ablaufen – auch die Eliminierung von Schlacken- und Giftstoffen geht damit zügiger vonstatten.
✽ Die Aktivierung wichtiger Stoffwechselenzyme vollbringt in dieser Hinsicht ihr übriges.
✽ Apfelessig gleicht das Verhältnis zwischen Säuren und Basen im Körper aus und trägt auch auf diesem Weg zur Entschlackung des Körpers bei. Denn der Gehalt an Säuren und Basen hat einen entscheidenden Einfluss auf die Ausscheidungsvorgänge: Je übersäuerter wir sind, desto schwerer ist es für den Körper, Schlacken und Giftstoffe loszuwerden. Umgekehrt führt auch ein zuviel an Schlackenstoffen dazu, dass das Säure-Basen-Gleichgewicht aus dem Lot kommt.

Zudem bewirkt auch der hohe Kaliumgehalt im Apfelessig, dass sich der Körper besser von allem Schädlichem befreien kann. Denn Kalium entwässert die Zellen und unterstützt die Entgiftung des gesamten Organismus (Seite 46).

Wie heilsam die Wiederherstellung des Gleichgewichts zwischen Basen und Säuren im Körper ist, hat jeder schon erfahren, der eine Magenschleimhautentzündung (Säureüberschuss) mit einer sogenannten »Basensuppe« kuriert hat.

Sauer macht nicht nur lustig ...

Kurz und knapp: Alles über Cholesterin

Reguliert den Cholesterinspiegel

Obwohl Cholesterin für den Körper wichtig ist, kann jedoch sein erhöhter Gehalt im Blut zu sehr schwerwiegenden Erkrankungen, vor allem des Herz-Kreislauf-Systems, führen. Dieser Widerspruch lässt sich damit erklären, dass es verschiedene Cholesterinarten gibt.

Von besonderer Bedeutung sind zwei Gruppen, das LDL (low densitiy lipoprotein: Fett mit niedriger Dichte) und das HDL (high densitiy lipoprotein: Fett mit hoher Dichte).

✳ In seinem Grundzustand ist LDL an sich nicht schädlich. Wird es jedoch durch Oxidationsreaktionen chemisch verändert, kann es an den Innenwänden der Arterien abgelagert werden und diese »verstopfen« – was zu Arteriosklerose führt.

✳ HDL dagegen schützt die Blutgefäße vor Ablagerungen, indem es den »bösen Bruder« LDL an sich bindet und zur Leber transportiert, wo er abgebaut oder umgewandelt wird.

Aus diesen Gründen ist es wichtig, LDL im Blut zu reduzieren und HDL zu erhalten – und genau dazu kann der regelmäßige Genuss von Apfelessig beitragen. Denn er enthält reichlich Pektin, das das schädliche LDL-Cholesterin erwiesenermaßen zu reduzieren vermag.

Hält den Blutzuckerspiegel im Zaum

Äpfel stehen ganz unten auf dem so genannten »Glykämischen Index«, der darüber Auskunft gibt, wie schnell der Blutzuckerspiegel nach dem Essen ansteigt. Das besagt, dass der »König der Früchte« trotz seines natürlichen Gehaltes an Fruchtzucker den schnellen Anstieg des Zuckerspiegels im Blut verhindert. Dieser regulierende Effekt auf den Blutzuckerspiegel findet sich auch beim Apfelessig. Äpfel und Apfelessig sind also ideal für alle jene, die einen steilen Anstieg des Zuckergehaltes im Blut vermeiden wollen oder müssen, weil sie beispielsweise an Diabetes (Zuckerkrankheit) leiden.

Mit Vitalstoffen gegen Zivilisationsschäden

Bringt überschüssiges Fett zum »Schmelzen«

Apfelessig hilft dabei, die Pfunde zum Purzeln zu bringen und den Zeiger der Waage langfristig wieder nach links wandern zu lassen. Dies liegt ganz einfach daran, dass der Sauertrunk fettfreisetzende Effekte besitzt, wodurch dieses rasch abgebaut wird und sich gar nicht erst in Form von »Pölsterchen« anlagern kann. Apfelessig fördert aber nicht nur fettabbauende Prozesse in unserem Körper, er dämpft auch generell die Lust auf alles Kalorienträchtige, vor allem auf Süßigkeiten und salzig-fetthaltige Nahrungsmittel wie etwa Chips oder Erdnüsse. Dazu kommt, dass Apfelessig den Stoffwechsel »antreibt«: Aufgrund der gesteigerten Aktivitäten wird mehr Fett zur Energiegewinnung abgebaut.

Und noch ein angenehmer Nebeneffekt: Die Zellatmung wird erhöht. Durch die bessere Sauerstoffversorgung steigt auch die Energiegewinnung und damit der Verbrauch an körpereigenem Fett, was der Figur »schmeichelt«.

Aktiviert die Abwehrkräfte

Dass Apfelessig unserem Immunsystem hilfreich »unter die Arme greift«, ist angesichts all seiner eben genannten Wirkungen sehr naheliegend:
* Apfelessig wirkt krankheitserregenden Mikroorganismen entgegen,
* fördert die Ausscheidung von Schlacken- und Giftstoffen,
* hält den Darm und damit den ganzen Organismus gesund und sorgt für optimale Stoffwechselfunktionen.

Alles Dinge, die der Gesundheit unseres Körpers äußerst dienlich sind und die damit das Immunsystem in seiner Arbeit entlasten und unterstützen. Dazu kommt der hohe Vitamin- und Mineralstoffgehalt im Apfelessig, allen voran Vitamin A und natürlich Vitamin C, das Immunstimulans schlechthin.

Apfelessig ist ein natürlicher »Schlankmacher«

»An apple a day, keeps the doctor away« – treffender kann man die positive Wirkung nicht zusammenfassen.

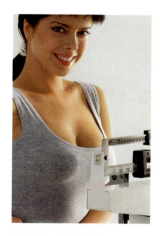

Apfelessig hilft beim Abnehmen: Er steigert den Energieumsatz durch vermehrte Zellaktivität und dämpft die Lust auf »leere Kalorien« wie Süßigkeiten oder Knabbergebäck.

Die Wurzel der Gesundheit

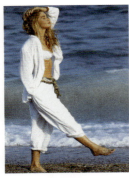

Obwohl es gesichertes medizinisches Wissen ist, dass Gesundheit im Darm beginnt, schenken die meisten Menschen dieser Tatsache viel zu wenig Aufmerksamkeit. Ein besseres Wissen darüber, wie der Darm arbeitet, um unseren Körper zu versorgen, ist die beste Voraussetzung, um Fehler zu vermeiden, die sich langfristig äußerst schädlich auf Gesundheit und Wohlbefinden auswirken.

Der Darm hat nicht nur Verdauungsfunktion. Seine zentrale Rolle wird meist jedoch erst dann erkannt, wenn aufgrund von Störungen im Darmmilieu gesundheitliche Beschwerden auftreten.

Die Folgen eines erkrankten Darms sind leider erstaunlich vielfältig.

Alles Übel wohnt im Darm

Der Darm ist die Wurzel der Pflanze Mensch, so hat es der österreichische Arzt Dr. Franz Xaver Mayr (1875–1965), einer der in Sachen Darmgesundheit bedeutendsten Mediziner unserer Zeit, einmal treffend formuliert.

Wie wenig Aufmerksamkeit dieser Tatsache geschenkt wird, zeigt sich daran, dass die Beschwerden rund um die Verdauung auf dem Vormarsch sind: In der Bundesrepublik Deutschland leidet heute jeder Zweite darunter – häufig, ohne sich dessen überhaupt bewusst zu sein. Denn die ersten Anzeichen, mit denen der Verdauungstrakt auf sein Unwohlsein aufmerksam macht, verursachen meist noch wenig Beschwerden und werden als harmlose Unpässlichkeit auf die leichte Schulter genommen.

Wie ernst es um die Gesundheit des Verdauungssystems, allen voran die des Darms, allerdings tatsächlich steht, zeigt sich erst anhand der Folgen der gestörten Verdauung: Hautleiden,

Verantwortung für die Gesundheit übernehmen

Allergien, geschwächtes Immunsystem und Kopfschmerzen, um nur einige zu nennen.

Aktiv werden

So weit müsste es nicht kommen, wenn man sich einmal bewusst macht, was Verdauung eigentlich bedeutet, was dabei geschieht und wodurch dieses System gestört werden kann. Mit diesem Wissen haben Sie den Schlüssel in der Hand, um Beeinträchtigungen der Verdauung und deren weitreichende Folgen bereits im Vorfeld zu verhindern, indem Sie rechtzeitig zur Gesunderhaltung dieses lebenswichtigen Systems beitragen – unter anderem durch eine Darmreinigung. Mit dieser lässt sich Beschwerden der Verdauungsorgane nicht nur auf sanfte und natürliche Weise vorbeugen, sondern sie werden auch wirksam gelindert (Seite 79).

Die naturheilkundliche Tradition

Dass eine gute Verdauung und ein gesunder Darm die grundlegende Basis unseres Wohlbefindens darstellen, wußte man bereits im Altertum: Das Bemühen um die Erhaltung gesunder Darmfunktionen geht, wie der folgende kleine Ausflug zeigt, zurück bis auf die Anfänge der Medizin und war stets eines der wichtigsten Anliegen jedes heilkundlichen Praktizierens.

Frühes Gesundheitsbewusstsein

Die Feststellung, dass »alles Übel im Darm wohnt ...« stammt von dem Griechen Hippokrates, dem »Vater« der empirischen Medizin. Der berühmte Arzt der Antike war sich der immensen Bedeutung der Verdauung und insbesondere des Darms für die Gesundheit vollauf bewusst. Diesem Wissen tragen auch seine Therapien Rechnung: In keinem der Behandlungsansätze des »Corpus hippokraticum«, in dem seine Lehren für seine Schüler (und für die Nachwelt) festgehalten wurden, bleibt die

Ebenfalls von Hippokrates stammt die Anregung »Laßt Nahrungsmittel eure Heilmittel und Heilmittel eure Nahrungsmittel sein.«, die im engen Zusammenhang mit seinen Erkenntnissen zur Verdauung als wesentliche Grundlage des Gesamtbefindens eines Menschen steht.

Die Wurzel der Gesundheit

Stärkung der Verdauungskraft und die Reinigung des Darms unberücksichtigt. Und nicht umsonst basiert eine der drei Säulen seiner Medizin auch auf der Diätetik – der Lehre von der gesunden Lebensführung, in deren Mittelpunkt seine Empfehlungen für eine gute Ernährung stehen.

PHILOSOPHISCHES ...

Aristoteles, der Lehrer Alexanders des Großen, suchte als Erster nach nachvollziehbaren Ursachen und Wirkungen.

Auch Aristoteles (384–322 v.Chr.), der Begründer der abendländischen Wissenschaft, beschäftigte sich eingehend mit den Vorgängen der Verdauung. In seiner Naturphilosophie, die für die Fortentwicklung der Medizin nach wissenschaftlichen Kriterien bedeutend war, schildert er ausführlich den Ablauf der Verdauungsvorgänge und betont ihre Bedeutung für die Gesundheit. Wie zutreffend die aristotelische Sicht der Dinge bereits war, bestätigte die medizinische Forschung viele Jahrhunderte später.

Die »Mutter der Medizin«

Die indische Heilkunst, Ayurveda, hatte auch starke Auswirkungen auf die Heilkunde des alten Ägypten.

Von Hippokrates ist auch überliefert, dass er in enger Anlehnung an die traditionelle indische Heilkunde, Ayurveda, behandelte.

Diese, ins Deutsche übertragen »Wissenschaft vom Leben«, ist das älteste uns bekannte Medizinsystem – seine Wurzeln gehen zurück auf 3000 v.Chr.

Die ganzheitlich ausgerichtete ayurvedische Lehre beeinflusste die Medizin im gesamten asiatischen Raum – so bildet sie die Grundlage für die bis heute ausgeübte traditionelle chinesische Medizin. Dehalb bezeichnet man Ayurveda auch als »Mutter der Medizin«, auf deren Erkenntnissen nahezu alle heilkundlichen Systeme basieren – wie erwähnt, auch jenes des antiken Griechenlands, das wiederum seinerseits die Me-

Mit gründlicher Entschlackung fängt alles an

dizin des Abendlandes, und damit unsere heutige, entscheidend prägt. Und so kommt es nicht von ungefähr, dass sich die Auffassungen des Hippokrates über die zentrale Rolle der Verdauung für die Gesundheit mit denen des Ayurveda decken.

Das Feuer des Lebens

Die indische Heilkunde bezeichnet die Verdauung treffend als biologisches Feuer; auf Sanskrit Agni genannt. Nahezu alle Beschwerden können nach Ansicht der ayurvedischen Lehre, und später auch der von Hippokrates, auf eine mangelhafte Verdauung zurückgeführt und deshalb durch deren Korrektur geheilt werden.

Das Befinden eines Menschen wird als ein Produkt der Nahrung betrachtet, die er zu sich genommen hat. Krankheiten entstehen aufgrund einer falschen Ernährungsweise, da diese die Verdauungsvorgänge beeinträchtigen kann. So bedeutet das Sanskrit-Wort für Innere Medizin übersetzt auch »Behandlung von Krankheiten, die durch eine schlechte Verdauung und falsche Ernährungsweise entstanden sind«.

Der erste Schritt zu Gesundheit und Wohlbefinden

Auf der Basis dessen ist die Stärkung der Verdauungskraft einer der Dreh- und Angelpunkte der ayurvedischen Behandlungen. Denn alles, was aufgrund einer geschwächten Verdauung im Stoffwechsel nicht richtig umgewandelt werden kann, sammelt sich im Körper als Schadstoffe an. Da diese Stoffwechselschlacken und Abfallprodukte zu gesundheitlichen Schäden führen können, müssen sie aus dem Körper entfernt werden.

Nichts anderes – und damit nun zurück in die Gegenwart und zum Thema dieses Buches – hat auch die im nächsten Kapitel vorgestellte Darmreinigung mit Apfelessig zum Ziel: die

Als Wiege unserer heutigen Medizin gilt allgemein das antike Griechenland. Tatsächlich wurde das damalige Wissen aber auch sehr stark durch die traditionelle indische Heilkunde, Ayurveda, beeinflusst.

Die Wurzel der Gesundheit

Ein Leitsatz der indischen Heilkunde Ayurveda besagt: »Der Mensch lebt nicht von dem, was er isst, sondern von dem, was er verdaut.« Anders ausgedrückt: Nicht das, was wir essen, ernährt uns, sondern das, was vom Gegessenen umgewandelt und vom Organismus aufgenommen werden kann.

sanfte, aber dennoch gründliche Sanierung des Darms und damit die Wiederherstellung nicht nur seiner, sondern auch unserer Gesundheit.

Unser Verdauungssystem – Drehscheibe des Stoffwechsels

Der menschliche Körper benötigt Energie, um seine Funktionen aufrecht und uns damit am Leben zu erhalten. Seine gesamte Energie erhält er über die Nahrung. Allerdings kann unser Körper Nahrung in der Form, in der wir sie zu uns nehmen, nicht verwerten.

Erst nachdem sie einen Prozess der Umwandlung durchlaufen hat, kann sie dem Körper zur Energiegewinnung und Aufrechterhaltung seiner vielfältigen Aufgaben dienlich sein.

Ein komplexes Geschehen

Den Prozess der Nahrungsaufbereitung nennt man die Verdauung; ein komplexes, fein aufeinander abgestimmtes System physikalischer und biochemischer Vorgänge. Im Zuge dieser werden die aufgenommenen Nahrungsmittel in ihre kleinsten

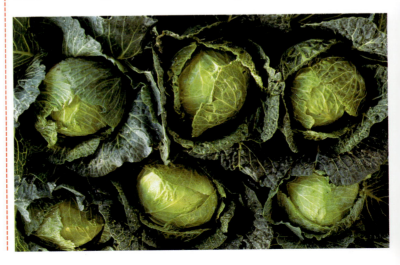

Nur ein gesunder Darm kann bei der anspruchsvollen und aufwendigen Aufgabe, die Nahrungsmittel in ihre kleinsten, für uns verwertbaren Bestandteile zu zerlegen, ganze Arbeit leisten.

Bestandteile, Fette, Kohlenhydrate und Eiweiße, zerlegt und in Substanzen verwandelt, die der Körper verwerten kann.

Wie gut Sie Speisen vertragen und wie sehr Sie von den darin enthaltenen Nährstoffen profitieren, hängt also sehr stark davon ab, wie gut Ihr Verdauungs- und Stoffwechselsystem die Nahrung aufnehmen und verwerten kann. Denn auch die besten Nahrungsmittel nützen Ihrem Körper wenig, wenn er sie nicht verdauen kann.

Der »Königsweg« der Nahrung

Um nachvollziehen zu können, welche immensen Leistungen unser Verdauungssystem vollbringt und was alles geschehen muss, bevor unser Körper in den Genuss der Inhaltsstoffe der zugeführten Nahrung kommt, sollten Sie die lange Reise der Nahrung durch unseren Körper und die »Akteure« in diesem komplexen Geschehen kennenlernen.

Das A und O: Sorgfältige Vorbereitung

Zu den verblüffendsten Leistungen unseres Körpers gehört das exakte Zusammenspiel der verschiedenen Stationen im Organismus, die unsere Nahrung passiert.

Mund und Rachen

Die Mundhöhle ist der Eingang in den insgesamt etwa zehn Meter langen Verdauungskanal. In ihr findet die Zerkleinerung und die Einspeichelung der Nahrung statt, bereits der erste Schritt der Verdauung. Neben den Zähnen ist auch die Zunge an der Zerkleinerung der Nahrung beteiligt, denn sie zerdrückt diese und schiebt sie den Zähnen zu. Darüber hinaus wirkt sie beim Schlucken des Speisebreis mit, indem sie ihn in den Rachen befördert. Die Einspeichelung der von den Zähnen zermahlenen Nahrung dient dazu, diese gleitfähiger zu machen und ihre chemische Aufbereitung einzuleiten.

Die Verdauung ist nicht, wie viele Menschen annehmen, einfach nur die Reise des Speisebreis durch Magen und Darm. Sie ist vielmehr das elementarste Geschehen unseres Stoffwechsels. Hier nimmt die Versorgung des Körpers mit allen lebenswichtigen Stoffen ihren Anfang.

Die Wurzel der Gesundheit

Mit sorgfältigem und ausreichend langem Kauen nehmen Sie Ihren Verdauungsorganen schon einen beträchtlichen Teil ihrer Arbeit ab, denn je besser der Speisebrei zerkleinert wurde, desto einfacher geht anschließend seine Verwertung vonstatten.

※ *Aufbereitung für den Stoffwechsel:* Während des Kauens sondern die Speicheldrüsen Speichel ab, die unter anderem die Enzyme Amylase, Muzin und Pytalin enthalten. Diese Enzyme können die Kohlenhydrate aufspalten, indem sie die großen Stärkemoleküle in kleine Einfachzucker zerlegen. Dies ist übrigens der Grund, warum ein gut gekautes Stück Brot nach einer Weile süßlich schmeckt.

Speiseröhre

Vom Mediziner Oesophagus genannt, handelt es sich bei der Speiseröhre um einen rund 25 Zentimeter langen »Schlauch«, der den Rachen mit dem Magen verbindet. Er verläuft hinter der Luftröhre und vor der Wirbelsäule und hat die Aufgabe, die zerkleinerte Nahrung vom Mundraum in den Magen zu transportieren. Dazu ist die Speiseröhre innwändig mit Schleimhäuten sowie mit Muskeln ausgestattet, die sich in wellenförmigen Bewegungen zusammenziehen und den Speisebrei flugs, in Sekundenschnelle, magenwärts schieben. Im oberen Abschnitt der Speiseröhre befindet sich der Kehldeckel: eine kleine Klappe, die den Kehlkopf während des Schluckaktes verschließt und so verhindert, dass der Nahrungsbrei »fehlgeleitet« wird und fälschlicherweise in die Luftröhre gerät.

Der Magen

Durch die Speiseröhre gelangt der Speisebrei in den Magen, wo er mit Magensaft angereichert wird.

Unser Magen (Ventriculus), ein sackartiges Hohlorgan, liegt im linken Oberbauch, etwa auf der Höhe des unteren Rippenbogens. Er besitzt eine Länge von durchschnittlich 25 Zentimetern, bei einem Durchmesser von rund zwölf Zentimetern und einem Fassungsvermögen von bis zu eineinhalb Litern. Seine Innenwände sind mit einer Membran, der Magenschleimhaut, ausgekleidet. Sie ist stark gefaltet und besitzt rund fünf Millionen Sekretdrüsen, in denen der Magensaft produziert wird.

Leichte Ernährung schont den Magen

✳ *Aufbereitung für den Stoffwechsel:* Der Magensaft enthält überwiegend Salzsäure und die drei Enyzme Pepsin, Kathepsin und Lipase. Die ersten beiden dienen der Aufspaltung von Eiweiß, während die Lipase für die Aufschlüsselung von Fetten zuständig ist.

Sobald der Nahrungsbrei die Speiseröhre verlassen hat, nimmt ihn der Magen durch seine obere Öffnung, den Magenmund, auf. Dies löst starke Muskelbewegungen aus, im Zuge derer der Nahrungsbrei mit dem Magensaft durchmischt wird. Die Salzsäure dient dazu, Krankheitserreger und andere in der Nahrung befindliche schädliche Keime abzutöten.

Die Magenmuskeln bewegen den Speisebrei dann in peristaltischen Wellenbewegungen (Seite 68) langsam weiter – via Pförtner, einen kräftigen Ringmuskel am Übergang zum Zwölffingerdarm.

In leerem Zustand ist der Magen etwa so groß wie ein kleiner Ball. Er kann sich jedoch ausdehnen und eine Füllung von etwa 1 bis 1,5 Liter aufnehmen.

ORGAN MIT »INTELLIGENZ«

Im allgemeinen verlässt der erste Speisebrei bereits nach wenigen Minuten den Magen, und nach weiteren zwei Stunden ist die gesamte Nahrung weitergereist. Schwerverdauliche Nahrung kann jedoch schon mal bis zu fünf Stunden Station machen – je schwerer, desto länger:
Fett- und eiweißreiche Nahrungsmittel verweilen am längsten im Magen. Flüssigkeiten haben im Magen »Vorfahrt«: Er besitzt eine Art Schnellstraße für alles Flüssige, die am Speisebrei vorbei direkt in den Zwölffingerdarm führt. Im Normalfall ist die Durchfahrt nur für körperwarme Getränke gestattet; wird diese durch große Mengen gekühlter Getränke erzwungen, beeinträchtigt dies die Verdauungstätigkeiten enorm, denn der Magen und Darm werden dabei förmlich ausgekühlt.

Die Wurzel der Gesundheit

Wenn Sie viel trinken, sollten Sie lieber zu warmen Getränken greifen, da kalte Darm und Magen auskühlen und die Verdauungstätigkeit enorm beeinträchtigen.

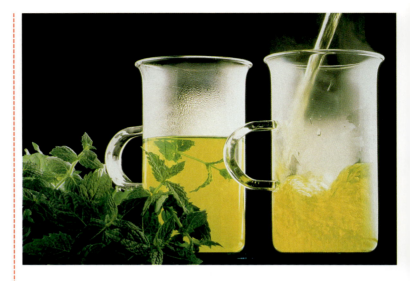

Neben der Gallenblase gehört auch die Bauchspeicheldrüse mit zu den Verdauungsorganen, denn sie erfüllt wichtige Aufgaben im Verdauungsgeschehen. Ihr Sekret enthält zahlreiche Enzyme, die für die Verdauung von Eiweiß, Kohlenhydraten und Fett zuständig sind.

Unerlässlicher Mitarbeiter: Die Leber

Mit einem Gewicht von rund eineinhalb Kilogramm ist sie die größte Drüse unseres Körpers; gelegen im rechten Oberbauch unterhalb des Zwerchfells. Die Leber unterteilt sich in vier Lappen, die aus zigtausenden kleinsten Funktionseinheiten, den Leberläppchen, bestehen.

In diesen befinden sich die Leberzellen, Hepatozyten, die das Blut filtern und den Gallensaft produzieren.

Gallensaft ist jene Flüssigkeit, die der Körper zur Verdauung und Verwertung von Fett benötigt – die in der Galle enthaltenen Salze spalten die langkettigen Fettmoleküle auf und ermöglichen so die Aufnahme der Nahrungsfette und der fettlöslichen Vitamine im Darm. Der Gallensaft gelangt in hauchdünnen Röhren, den Gallenkapillaren, zum Lebergang und durch diesen in die Gallenblase.

✳ *Aufbereitung für den Stoffwechsel:* Die Leber ist also ein regelrechtes kleines »Labor«, denn sie hat mehrere überaus wichtige Aufgaben zu erfüllen: Sie filtert und reinigt das Blut, dient der Verarbeitung von Kohlenhydraten, Fetten und Eiweißen und speichert Glukose, den kleinsten Bestandteil von Kohlenhydraten, in Form von Glykogen. Zudem dient sie der Speicherung von Eisen, der Bereitung von Harnstoff und Galle sowie der Entgiftung des gesamten Organismus.

Der Darm

Nun zu den beiden Hauptdarstellern im Verdauungsgeschehen: dem Dünn- und dem Dickdarm. Sie werden zusammengenommen als Intestinum bezeichnet – jener Teil des Verdauungskanals, der sich vom Magenausgang, dem Pförtner, bis zum After erstreckt.

Der Dünndarm

Im Dünndarm (Intestinum tenue), der mit fünf bis sechs Metern der längste Gang im menschlichen Körper ist, findet der überwiegende Teil der Verdauung statt. Innen ist der Dünndarm mit einer Schleimhaut ausgekleidet, die zigfach gefaltet und mit zahllosen Zotten besetzt ist. Die Zotten besitzen ihrerseits ebenfalls wieder unzählige Ausstülpungen – dadurch vergrößert sich die Oberfläche der Darmschleimhaut um ein Vielfaches. Auf diese Weise steht dem Dünndarm eine immens große Fläche zur Aufnahme der für den Körper verwertbaren Nahrungsstoffe zur Verfügung.

Der gesamte Dünndarm untergliedert sich in drei Abschnitte: den Zwölffingerdarm, den Leerdarm und den Krummdarm. Der Zwölffingerdarm (Duodenum) besitzt eine Länge von etwa zwölf aneinander gelegten Fingern – diesem Umstand hat er auch seinen Namen zu verdanken. Er schließt sich direkt an den Pförtner, den Magenausgang, an und ist ebenfalls mit Schleimhaut ausgekleidet. Neben dem Pförtner münden auch die beiden Bauchspeicheldrüsengänge sowie der Gallenblasengang in den Zwölffingerdarm und geben Gallensaft und Pankreassekret an ihn ab.

Die Darmschleimhaut besitzt durch ihre vielen Ausstülpungen und Vertiefungen, würde man sie ausbreiten können, eine Gesamtfläche von etwa 300 Quadratmetern – das entspricht der Größe eines ganzen Fußballfeldes.

Die Wurzel der Gesundheit

Im Durchschnitt benötigt der Dünndarm etwa vier Stunden für seine Tätigkeiten; dann wandert der verbleibende Speisebrei weiter in den Dickdarm.

✳ *Aufbereitung für den Stoffwechsel:* Außer den nun sauren Speisebrei zu neutralisieren, beginnt der Zwölffingerdarm, ihn mit Hilfe von Gallensaft und den Enyzmen der Bauchspeicheldrüse zu verdauen: Der Gallensaft löst die Fettsäuren, während die Pankreasenzyme sowohl Fett als auch Eiweiß und Kohlenhydrate aufspalten.

Vom Zwölffingerdarm geht die Reise des Speisebreies weiter in den Hauptabschnitt des Dünndarms, bestehend aus Leer- und daran anschließend Krummdarm.

✳ *Aufbereitung für den Stoffwechsel:* Jetzt geht es dann richtig zur Sache: daran, den Speisebrei endgültig in seine kleinsten Bestandteile zu zerlegen und die Spaltprodukte aus Eiweiß, Fetten, Kohlenhydraten, Vitaminen und Mineralstoffen sowie auch Wasser aufzunehmen und dem Körper zuzuführen. Dies geschieht über die Darmzotten, in denen sich zahlreiche kleine Lymph- und Blutgefäße befinden, die einen Teil der in Fettsäuren aufgespaltenen Fette aufnehmen und in den Körperkreislauf leiten. Die restlichen Fette, die anderen Nahrungsbetandteile und das Wasser gelangen über die Blutgefäße in den Darmfalten via Pfortader zur Leber.

SCHUB FÜR SCHUB

Der Transport des Nahrungsbreies, seine Durchmischung mit Verdauungsenzymen und -säften geschieht in schubweisen Bewegungen, Peristaltik genannt. Die Darmflora und der Gehalt an Ballaststoffen bestimmen, wie schnell die Reise des Speisebreies durch den Darm, vonstatten geht. Peristaltische Bewegungen sind willentlich nicht zu beeinflussen: Das autonome Nervensystem, der Parasympatikus, sendet Reize an die Darmmuskeln, die sich zusammenziehen und den Speisebrei ein Stückchen weiterschieben.

Die »Fabrik« in unserem Darm

Dickdarm

Der Dickdarm (Intestinum crassum) umgibt den Dünndarm wie ein Rahmen und unterteilt sich in den Blinddarm mit seinem Wurmfortsatz (Appendix) sowie in den Grimmdarm (Colon). Der Grimmdarm mündet in den Mastdarm (Rektum) und schließlich in den After (Anus). Der gesamte Dickdarm ist mit rund eineinhalb Metern deutlich kürzer als der Dünndarm, dafür aber doppelt so dick – daher auch der Name.

Der Dickdarm umgibt den übrigen Darm fast ganz rundum – wie ein Rahmen.

Im Dickdarm verlangsamt sich nun das Fahrttempo, denn die eigentliche Aufschlüsselung der Nahrung und die Resorbtion der daraus gewonnenen Nährstoffe ist nun abgeschlossen. Vom Anfang des Dickdarms bis zum After dauert die Passage nun durchschnittlich 16 Stunden.

✳ *Aufbereitung für den Stoffwechsel:* Jetzt muss dem Speisebrei weiterhin Wasser entzogen und dieser allmählich zu Kot verdickt werden. Daneben befinden sich in diesem Darmabschnitt auch viele Bakterien (Seite 70), welche die restlichen Krankheitserreger aus der Nahrung unschädlich machen und Vitamine produzieren. Zudem besitzen diese Mikroorganismen die Aufgabe, den für den Körper nicht mehr zugänglichen Rest des Nahrungsbreies durch Fäulnis- und Gärprozesse zu zersetzen.

✳ Alles, was im Dickdarm nicht verarbeitet und dem Körper wieder zugeführt werden konnte, wird eingedickt und zum Mastdarm weitergeleitet.

Tiefe Atmung regt übrigens die Verdauung an, denn der Atem bewegt das Zwerchfell, das die Bewegung an die Verdauungsorgane weitergibt.

Hier im Mastdarm ist gewissermaßen das »Sammelbecken« für den Stuhl: Sobald sich genügend Material eingefunden hat, kommt es im Verbund mit dem gastrokologischen Reflex zum Stuhldrang, und der Stuhl kann über den After ausgeschieden werden. Auch hier gibt es wieder ein ausgeklügeltes »Sicherungssystem«, das die Stuhlausscheidung per ringförmigem und vor allem kräftigem Schließmuskel regelt.

Die Wurzel der Gesundheit

Biotop des Körpers: Die Darmflora

Der aus dem Griechischen stammende Begriff »Symbiose« bedeutet »Zusammenleben«. Man unterscheidet zwischen gutem Zusammenleben, Eubiose, und gestörtem, Dysbiose.

Unser Körper wird von einer Vielzahl von Mikroorganismen besiedelt, die eine enge Symbiose zu uns, ihrem »Gastgeber«, eingegangen sind. Charakteristikum einer symbiotischen Lebensgemeinschaft ist, dass beide Partner voneinander profitieren und sich die Beziehung in einem einander erhaltenden Gleichgewichtszustand befindet. Beides ist bei der so genannten Darmflora der Fall – so bezeichnet man die großangelegten Bakterienkolonien, die sich im Dünn- und im Dickdarm befinden. Die winzigen Gäste, die wir in unserem Verdauungstrakt beherbergen, erfüllen eine ganze Reihe für uns lebenswichtiger Aufgaben. Allerdings nur, solange sie sich wohl fühlen und nicht in ihrem Gleichgewicht gestört sind.

Unentbehrliche Mitbewohner

Ohne Darmflora funktioniert die Verdauung nicht. Deshalb kann es nach der Einnahme von Antibiotika, die auch die Darmflora töten, zum Erliegen der Verdauung kommen (schwere Verstopfungen).

Die bunte Schar unserer Darmbewohner rekrutiert sich aus bis zu vierhundert verschiedenen Bakterienarten, die natürlicherweise in unserem Körperinneren heimisch sind. Nahezu alle davon gehören zu den strikt anaeroben Bakterien, also zu jenen, die ohne Sauerstoff leben: Bacteroides vulgatus, Bifidobacterium longum und Eubacterium aerofaciens sowie noch viele weitere Vertreter mit mindestens ebenso unaussprechlichen Namen.

Die Bakterien kleiden die Schleimhaut des Dünn- und Dickdarms eng aneinandergeschmiegt, gleich einer Tapete, aus. Hier erfüllen sie tagtäglich ihr zwar kleines, aber für unsere Gesundheit bedeutsames Werk:

✳ Sie regen mit ihren Stoffwechselprodukten die Peristaltik, die Darmtätigkeit, an.

✳ Sie verarbeiten die von den Verdauungssäften nicht vollständig zerlegte Zellulose aus den mit pflanzlichen Nahrungsmitteln aufgenommenen Ballaststoffen.

✳ Sie produzieren lebenswichtige Vitamine.

Partnerschaft für unsere Gesundheit

✵ Sie aktivieren die Abwehrzellen des Immunsystems und tragen damit wesentlich zu unserer Gesunderhaltung bei.
✵ Sie setzen Gär- und Fäulnisprozesse im Dickdarm in Gang, im Zuge derer die letzten Reste der Nahrung zersetzt und der Ausscheidung zugeführt werden.
✵ Sie machen allen jenen Krankheitserregern und anderen schädlichen Keimen den Garaus, die der Salzsäure des Magens »entwischt« sind.

Über siebzig Prozent unseres Lymphabwehrsystems befindet sich in der Darmwand und nicht, wie man vielleicht vermuten würde, in den Mandeln.

Die Kinderstube des Immunsytems

Die Schleimhaut, mit der unser gesamter Verdauungstrakt ausgekleidet ist, dient nicht nur zur Aufnahme von lebenswichtigen Stoffen aus dem Speisebrei, sondern trägt entscheidend zur Aufrechterhaltung unserer körpereigenen Abwehrkräfte bei. Denn die Bakterien, die sie besiedeln, sind gemeinsam mit dem in der Darmwand verlaufenden Lymphsystem für die Aktivierung von Abwehrzellen zuständig. Sobald schädliche Erreger eindringen, wird »Alarm geschlagen«. Dann geben die Bakterien das Signal, und die Abwehrzellen wie beispielsweise Lymphozyten gehen von der Bereitschaft zum Angriff auf die eingedrungenen Krankheitserreger über.

Regenzeit – Erkältungszeit: Wenn man sich in der nassen oder kalten Zeit eine Erkältung einfängt, spürt man das nicht selten zuerst in den Lymphknoten.

Die Wurzel der Gesundheit

Für ein gesundes Darmmilieu ist die richtige Zusammensetzung der Darmflora von größter Bedeutung. Die Balance unter seinen Bewohnern aufrecht zu erhalten, liegt dabei in unserer Hand.

Auf die Zusammensetzung kommt es an

Entscheidend für ein gesundes Innenleben unseres Darms ist das richtige Verhältnis seiner kleinen Einwohner zueinander, denn Darmbakterien sind nicht gleich Darmbakterien. So gibt es solche, die dem Darm nützlich sind, und solche, die ihm Schaden zufügen.

Im gesunden Darm sind vielerlei verschiedene Bakterienarten vertreten, die einerseits zur Säuerungsflora, andererseits zur Fäulnisflora gehören und sich in einem biologischen Gleichgewicht, der Eubiose, befinden. Von besonderer Bedeutung für die richtige Balance in unserem Darm sind die säurebildenden Bakterien, denn sie setzen schädlichen Keimen stark zu. Die Vertreter der beiden genannten Parteien halten sich gegenseitig »in Schach« und bilden gemeinsam einen zuverlässigen Schutz gegen körperfeindliche Keime.

Sobald jedoch eine Seite überhand nimmt – was in der Regel auf Kosten der anderen geschieht – gerät das Gleichgewicht durcheinander. Es kommt zur Dysbiose. Wenn es soweit kommt, ist die Säuerungsflora meist erheblich zurückgegangen, was den Fäulnisbakterien Vorschub leistet. Durch Vermehren der säurebildenden Bakterien kann die fäulnisbildende Flora auf ihren ursprünglichen Bestand zurückgedrängt und die Darmflora langfristig wieder ins Gleichgewicht gebracht werden.

ZUAMMENSETZUNG DER DARMFLORA

In einer gesunden Darmflora finden sich die folgenden Kleinstlebewesen:
* 30 Prozent Bifidobakterien
* 31 Prozent Eubakterien
* 30 Prozent Bakteroides saccharolyt.
* 5 Prozent Enterokokken
* 1 Prozent Laktobazillen
* 3 Prozent Escheria coli sowie Fremdkeime

Was die Darmflora aus dem Gleichgewicht bringt

»Was auch immer der Vater einer Krankheit war, die Mutter war eine schlechte Ernährung.« Dieses alte chinesische Sprichwort trifft ganz besonders für die Gesundheit unseres Verdauungstraktes zu. Denn eine der größten Gefahren für das Wohlergehen unseres Darms lauert auf unseren Tellern: Durch zu vieles, zu schnelles, zu häufiges und ungesundes Essen überfordern wir den Darm. Neben falschen Ess- und Ernährungsgewohnheiten schaden auch Pestizidrückstände, Konservierungs- und Farbstoffe dem Darmmilieu – ganz zu schweigen von weißem Zucker und zuviel Alkohol. Nicht zu vergessen Antibiotika, die auf ihrem »Kriegszug« nicht zwischen schädlichen und nützlichen Bakterien unterscheiden können, sondern »tabula rasa« im Darm machen.

Unser Darm kann diesen »Attacken« zwar eine Zeitlang Paroli bieten, doch früher oder später kapituliert auch er. Die Folgen einer fortwährenden Überlastung des Darms sind Schädigungen seiner Schleimhaut. Dies kann zum Ungleichgewicht der auf ihr siedelnden Bakterien, zur Dysbiose, und dazu führen, dass sich zu den erwünschten Darmgästen so manche ungebetenen dazu gesellen. Gerät das feine Zusammenspiel der Darmflora aus der Balance, kann das mannigfaltigen Schaden anrichten.

Ist der Darm einmal erkrankt, werden wichtige Prozesse beeinträchtigt.

Praxis: Wie gesund ist Ihr Darm?

Hätten Sie vermutet, dass hartnäckige Kopfschmerzen, seelische Verstimmungen bis hin zu Depressionen, Hautprobleme, schmerzhafte Gelenkentzündungen, Allergien und erhöhte Infektanfälligkeit häufige Folgen von Darmgiften sind? Klingt unglaublich, entspricht jedoch vollkommen den Tatsachen: All diese Beschwerden können die Folge einer schleichenden Selbstvergiftung des Körpers, der so genannten Autointoxikation, sein – und die beginnt in unserem Darm.

Auch Kortison und eine Reihe anderer Medikamente verändern die Natur der Darmschleimhaut, die darauf mit einem Ungleichgewicht, einer Dysbiose ihrer Bakterienbesiedlung, reagiert.

Die Wurzel der Gesundheit

Nur wenn der Darm seine Funktionen vollständig erfüllt beziehungsweise erfüllen kann, kann ein Mensch wirklich gesund sein, denn unser wichtigstes Verdauungsorgan birgt in sich die Basis der Gesundheit.

»DARMSTRESS« UND SEINE FOLGEN

Ist der Darm geschädigt, hat das weitreichende Folgen:
* Schädliche Fäulnisbakterien können sich verstärkt ausbilden.
* Mit der Nahrung eingedrungene Krankheitserreger können sich ungehindert ausbreiten.
* Allergieauslösende Stoffe aus der Nahrung gelangen in den Körper, die ansonsten durch die Darmbarriere abgefangen worden wären.
* Die Darmperistaltik verlangsamt sich: Dadurch wird der Nahrungsbrei nicht mehr weitertransportiert, bleibt im Darm liegen und verfault.
* Der Darm verliert seine Funktion als Immunschutz gegen eindringende Krankheitserreger: Immer mehr Gifte und schädliche Mikroorganismen sammeln sich an, was die Darmflora zusätzlich schädigt und das gesamte Abwehrsystem beeinträchtigt.
* Der Fettstoffwechsel im Darm wird herabgesetzt; dies hat zur Folge, dass Cholesterin- und Lipidwerte im Blut ansteigen.
* Durch die entstehende mangelhafte Verdauung werden auch wichtige Vitamine und Mineralstoffe nicht vollständig aus der Nahrung resorbiert. So können Mangelerscheinungen auftreten, obwohl wir genügend an diesen lebenswichtigen Stoffen aufgenommen haben.

Giftstoffe, die im Darm liegen geblieben sind, führen zu Beschwerden und können eine Reihe von Erkrankungen auslösen.

Kein Tabuthema: Vergiften wir uns selbst?

Bis heute wird zu wenig beachtet, dass die schleichende Selbstvergiftung, die von einem erkrankten Darm ausgeht, Grund für eine zerrüttete Gesundheit sein kann. Durch eine gestörte Darmflora lässt die Peristaltik nach und der Weitertransport des Speisebreis verlangsamt sich. So können sich zwischen den Zotten der Darmschleimhaut ungehindert Reste des Speisebreis ablagern. Dies führt dazu, dass eiweißhaltige Substanzen zu faulen beginnen und Kohlenhydrate in Gärung übergehen. Im Zuge dessen entstehen teils gasförmige, teils flüssige schädliche Produkte. Ein Teil der Gase entweicht durch Aufstoßen und Blähungen; die flüssigen Zersetzungsprodukte machen sich durch Sodbrennen und Reflux, das ist das Zurückfließen des Speisebreis in die Speiseröhre, bemerkbar.

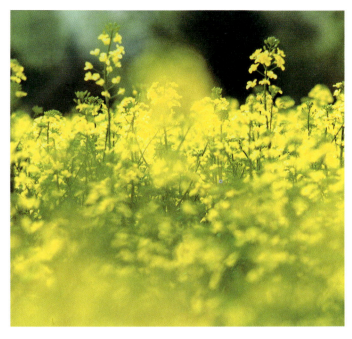

Die im Darm entstandenen Gärungsgifte wie etwa Methanol, Butanol und andere Fuselalkohole suchen sich ihren Weg aber nicht nur durch unsere Köperöffnungen.

Sie gelangen auch durch die Darmschleimhaut in den Körper, wo sie eine ernste Gefahr für unsere Gesundheit darstellen: Sie bewirken eine schleichende Selbstvergiftung des Körpers, die Ursache zahlreicher Beschwerden – und zwar auch solcher, die Sie wie erwähnt nie in Zusammenhang mit einem gestörten Darm bringen würden.

Unverträglichkeitsreaktionen, Allergien und zahlreichen Beschwerden, die zunächst nicht mit dem Darm in Zusammenhang gebracht werden, kann eine beeinträchtigte Funktionsfähigkeit des Darms zugrunde liegen.

Volkskrankheit gestörte Darmflora

Unter einer gestörten Darmflora leidet neuesten Schätzungen zufolge nahezu jeder Zweite – in den meisten Fällen, ohne es selbst zu wissen. Dies liegt vor allem daran, dass sich eine chronisch geschwächte Verdauung, eine Enteropathie, im Anfangsstadium kaum bemerkbar macht.

Die Wurzel der Gesundheit

Und auch bei den sich langsam einstellenden Symptomen wie
* Blähungen,
* Völlegefühlen,
* Sodbrennen und
* gelegentlichem Verstopftsein

läuten noch keine Alarmglocken: Von diesen Alltäglichkeiten, vermeintlich harmlosen »Unpäßlichkeiten«, führt die Spur nicht gleich zu einem kranken Darm. Noch weniger werden augenscheinlich nicht mit der Verdauung in Verbindung stehende Beschwerden wie etwa Kopfschmerzen, Allergien oder Hautleiden auf eine gestörte Darmflora zurückgeführt. So kommt es, dass wir uns, ohne davon Kenntnis zu haben, über Jahre hinweg über unseren Darm selbst vergiften – so hart dies auch klingen mag.

Detektiv in Sachen gesunder Darm

Für die Leibärzte früherer Monarchen, beispielsweise des Kaisers von China, gehörte die tägliche Untersuchung des Stuhls zu den wichtigsten Diagnosemaßnahmen – anhand seiner Beschaffenheit zogen sie Rückschlüsse auf das Allgemeinbefinden ihres hohen Patienten und richteten ihre Ernährungs- und Behandlungsempfehlungen danach aus.

Es gibt allerdings eine ganze Reihe von Maßnahmen, mit denen sich Störungen der Darmfunktionen früh- und damit rechtzeitiger auf die Schliche kommen lässt. Zu den wichtigsten Aufgaben Ihrer »Darmdetektei« gehört die regelmäßige Observation des Stuhls.

Dies löst bei Ihnen vielleicht zunächst Unbehagen aus, liefert Ihnen aber die eindeutigsten Hinweise über die Gesundheit Ihres Darms.

Test: Der gesunde Stuhl

Kennzeichen des Stuhls bei einem gesunden Darm sind:
* »Brotteigartige« Konsistenz
* Hell- bis dunkelbraune Farbe; je nachdem, was Sie gegessen haben
* Geringer Geruch
* Wurstartige Form; anfangs leicht bucklig und zum Ende hin spitz zulaufend

Ein aufschlussreicher Selbstversuch

✳ Glatte, glänzende und von glasigem Schleim bedeckte Oberfläche; letztere verhindert, dass der After verschmutzt wird und dass der Stuhl unangenehm riecht. Das Toilettenpapier sollte daher Spuren dieses Schleimschutzes aufweisen
✳ Erfordert wenig Toilettenpapier

Weiteres wichtiges Indiz für eine gesunde Verdauungstätigkeit ist die Häufigkeit des Stuhlgangs: Im Idealfall einmal täglich und noch besser, wenn sich im Stuhl die nicht verdaulichen Reste von am Vortag verzehrten Speisen befinden. Aber auch bei nicht täglichem Stuhlgang besteht noch kein Grund zur Besorgnis: Eine normale Verdauungskur kann individuell zwischen ein und fünf Tagen variieren.

Wie schnell sind Ihr Magen und Darm?

Ebenfalls sehr aufschlussreich ist die Dauer der Magen-Darm-Passage. Um diese herauszufinden, gibt es einen einfachen Test, »Spinatprobe« genannt. Sie werden sich nun vielleicht fragen, weshalb Sie das eigentlich interessieren sollte. Doch die Zeit, die Ihr Körper für die Verdauung von Nahrungsmitteln benötigt, zeigt an, wie gut die Selbstreinigung Ihres Verdauungstraktes funktioniert und wie gesund er damit ist. Denn

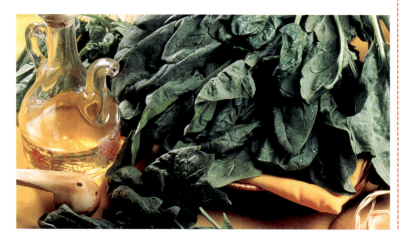

Mit der »Spinatprobe« können Sie die Passagegeschwindigkeit Ihres Verdauungssystems testen.

je schneller die Passage des Speisebreis, desto geringer das Risiko für Erkrankungen im Verdauungstrakt. Wenn schädliche Stoffe schneller durch den Darm geschleust werden, haben sie gar nicht erst Gelegenheit, ihre Wirkungen zu entfalten.

Test: Die Geschwindigkeit Ihres Verdauungssystems

So einfach finden Sie heraus, ob Ihr Darm schnell genug arbeitet.

Für den Test essen Sie einen Tag lang folgende Lebensmittel in der angegebenen Reihenfolge:
✳ Beginnen Sie morgens mit einer altbackenen Semmel mit etwas Butter, Honig oder einem anderen Aufstrich Ihrer Wahl.
✳ Zum Mittagessen gibt es Salat, mit hochwertigem Öl angemacht, und danach eine große Portion frischen, gekochten Blattspinat, nach Geschmack gewürzt.
✳ Abends servieren Sie noch einmal wie morgens altbackenes Brot oder Semmeln mit Aufstrich.

Entscheidend ist nun, wann der vom Spinat grün gefärbte Stuhl ausgeschieden wird. Ist dies bereits am nächsten Morgen der Fall, können Sie sich zu den Glücklichen mit einer optimal funktionierenden Verdauung zählen. Lässt das »Indiz« länger auf sich warten, wäre es an der Zeit, den Darmfunktionen ein wenig unter die Arme zu greifen – eine Darmreinigung mit Apfelessig bietet Ihnen hierzu die ideale Möglichkeit.

Stuhluntersuchung im Labor

Zusätzlich zu Ihrer »Detektivarbeit« zu Hause empfiehlt sich eine Stuhluntersuchung durch ein darauf spezialisiertes Labor – dies vor allem dann, wenn Sie beispielsweise anhand der Beschaffenheit ihres Stuhls, der Dauer ihrer Magen-Darm-Passage oder anderer Anzeichen Verdacht auf eine möglicherweise beeinträchtige Darmflora geschöpft haben. Anhand des Befundes können Sie entnehmen, wie es um das Wohlergehen Ihrer kleinen Darmbewohner steht: ob sie sich im gesunden Gleich-

Kostenloser Grundcheck im Labor

gewicht befinden oder ob sich schädliche Keime eingeschlichen haben sowie vor allem auch, ob Pilze (z.B. Candida-Pilze) oder Amöben nachgewiesen wurden, die sich besonders gern in einem gestörten Darmmilieu einnisten.

Diese Untersuchung können Sie über Ihren Hausarzt anfordern; die Kosten dafür übernimmt in der Regel die Krankenkasse, wenn ein Überweisungschein an das betreffende Labor geschickt wird.

Adressen von Labors, in denen Sie Stuhluntersuchungen durchführen lassen können, finden Sie darüber hinaus auch im Anhang auf Seite 116.

Semmeln verursachen keine Stuhlfärbung und eignen sich daher bestens als ergänzendes Nahrungsmittel beim Durchführen der »Spinatprobe«.

Geben Sie Ihrem Darm Saures

Um eine gestörte Darmflora wieder in Ordnung zu bringen, bedarf es Geduld. Denn ebenso wie Ihr Darm nicht in wenigen Tagen aus dem gesunden Gleichgewicht geraten ist, sondern durch eine Überlastung über Jahre hinweg, kann er sich auch nicht von heute auf morgen davon erholen.

WEITERE INDIZIEN EINER GESTÖRTEN DARMFUNKTION

- Blähungen und Bauchschmerzen
- Schluckauf
- Sodbrennen
- Verstopfung
- Durchfall
- Blut im Stuhl
- Hämorrhoiden
- Analfissuren
- Darmentzündungen (Morbus Crohn, Colitis ulcerosa)
- Divertikulose (Ausstülpungen der Darmwand)

Achten Sie auf diese Alarmsignale eines erkrankten Darms.

Die Wurzel der Gesundheit

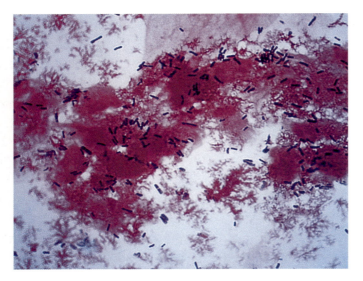

Apfelessig fördert die Vermehrung von säurebildenden Bakterien und unterstützt so die Abwehrfunktion des Darms.

Wenn Ihr Verdauungssystem noch nicht so sehr geschädigt ist, dass Sie unter ernsten Erkrankungen wie Magengeschwüren oder Divertikulose leiden, können Sie mit Apfelessig sehr viel für die Gesundheit Ihres Darms tun:

✳ Zum einen, weil Apfelessig durch seine Säure dazu beiträgt, die Säuerungsflora im Darm zu vermehren und so für einen Ausgleich zwischen den beiden Darmfraktionen (Seite 72) sorgt – der erste Schritt zum intakten Darmmilieu.

✳ Zum anderen, weil die enthaltene Essigsäure (Seite 34) schädliche Fäulnisbakterien und andere unerwünschte Keime im Darm direkt angreift, abtötet und so unerwünschte Gärprozesse verhindert. Dieser Effekt zeigt sich schon nach wenigen Tagen des Apfelessigtrinkens: unangenehme Stuhlgerüche, Blähungen und Völlegefühle schwinden, denn die Entstehung von Darmgiften geht zurück.

✳ Zudem erhöht Apfelessig das saure Milieu im Darm. Dies ist eine der wichtigsten Voraussetzungen dafür, dass unsere kleinen Darmbewohner sich wohl fühlen und im, wie Sie nun wissen, für unsere Gesundheit äußerst wichtigen Gleichgewicht bleiben. Weil schädliche Bakterien Säure gar nicht gut vertragen, siedeln sie sich mit so großer Vorliebe im basischen Milieu unseres Darms an. Ein Großteil der unliebsamen Eindringlinge wird bereits durch die Salzsäure im Magensaft gestoppt. Diese Barriere können Sie durch Apfelessig noch verstärken, denn er vermag das saure Milieu im Magen deutlich

Gute Gründe für eine Apfelessigkur

zu erhöhen: Der pH-Wert sinkt ab, die Salzsäure im Magen nimmt zu und kann damit den schädlichen Bakterien ihren Weg in den Darm noch effektiver versperren.

Apfelessig wirkt im Stoffwechsel zwar eher basisch als sauer (Seite 54); dieser Effekt stellt sich aber erst nach seiner Magen-Darm-Passage ein. Er ist also ideal dazu geeignet, Magen und Darm zu reinigen und von schädlichen Bakterien und anderen Keimen zu befreien.

* Die Ballaststoffe im Apfelessig (Seite 36) tun ihr Übriges, den Speisebrei schneller aus dem Darm abzutransportieren, so dass Schadstoffe weniger Gelegenheit dazu haben, die Darmwände anzugreifen. Und nicht zuletzt dämpft Apfelessig auch Hungergefühle. Dies trägt ebenso dazu bei, einer fortwährenden Überbelastung des Darms durch zu reichliche Nahrungszufuhr entgegenzuwirken.

Ein saures Darmmilieu kann das Wachstum krankheitserregender Keime wirksam hemmen. Eine der wirksamsten Methoden, das saure Milieu in Magen und Darm zu erhöhen und langfristig für eine ausgewogene Darmflora zu sorgen, ist die regelmäßige Einnahme von Apfelessig.

ZURÜCK ZUM GESUNDEN DARM MIT APFELESSIG

* Apfelessig wirkt auf natürliche Art und Weise regulierend auf die Gesundheit des Darms. Er tötet Fäulnisbakterien und andere schädliche Mikroorganismen ab
* Er unterstützt die Abwehrfunktion des Darms und schützt so vor Infektionen und anderen Erkrankungen
* Er bringt eine gestörte Darmflora wieder ins gesunde Gleichgewicht, indem er die Vermehrung säurebildender Bakterien fördert
* Er regt die Peristaltik an und trägt so dazu bei, dass der Speisebrei nicht im Darm liegen bleiben und verfaulen kann
* Er unterstützt sämtliche Stoffwechselfunktionen, vor allem die Entgiftung des Körpers durch die Leber und die Nieren

Apfelessig unterstützt die Arbeit der Verdauungsorgane in den entscheidenden Punkten.

Gesunder Darm mit Apfelessig

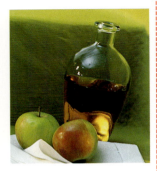

Kurtage mit Apfelessig sind wie Urlaub für Ihren Darm

Eine Darmreinigungskur mit Apfelessig nützt nicht nur dem Verdauungssystem: Der ganze Organismus wird entlastet, und auch die Seele profitiert davon.

Wichtigstes Anliegen einer Darmreinigungskur ist die Regeneration eines überforderten Darms. Die Tage der Kur sind für Ihren Darm wie Urlaub, denn dabei hat er (endlich) die Möglichkeit, sich zu entlasten, zu reinigen und einmal so richtig zu erholen. Dies kommt beileibe nicht nur ihm selbst, sondern dem gesamten Organismus zugute. Wie sehr, zeigt sich schon nach den ersten Kurtagen und allerspätestens nach der Kurwoche.

Der wertvolle Apfelessig eignet sich aufgrund seiner tiefgreifend positiven Wirkungen – vor allem auf die Ausscheidungsorgane unseres Körpers wie Darm, Nieren, Leber und Haut – ganz hervorragend für eine Darmreinigungskur.

Was Apfelessig alles Gutes im Körper bewirkt, insbesondere im Bezug auf den Darm, und welche wichtige Bedeutung einem gesunden Darm zur Erhaltung und Wiederherstellung unserer Gesamtgesundheit zukommt, haben Sie bereits erfahren.

In diesem Teil des Buches geht es darum, wie Sie Apfelessig zur Reinigung und Regeneration des Darms in Form einer mehrtägigen Kur einsetzen können, um gezielt in den Genuss seiner zahllosen (darm)gesundheitsfördernden Effekte zu kommen. Die folgenden Seiten möchten Sie auf Ihrem Weg zum gesunden Darm mit Apfelessig begleiten. Sie finden deshalb

✱ Ein Programm mit Tagesplänen für die gesamte Kur
✱ Einkaufslisten
✱ Viele praktische Empfehlungen und Tipps.

Vom Nutzen einer Darmreinigung

»Die Gifte im Darm sind es nachweisbar, die den Menschen krank, vorzeitig alt und häßlich machen.« So prägnant und eindringlich, wie der bekannte Arzt, Dr. Franz Xaver Mayr (1875–1965), die Folgen eines kranken Darms formuliert hat, lassen sich auch die Wirkungen einer Darmreinigung mit Apfelessig zusammenfassen:

✳ Die Essigsäure im Apfelessig vernichtet schädliche Fäulnisbakterien im Darm (Seite 80), wirkt so den gefährlichen Faul- und Gärprozessen entgegen und reduziert die Bildung von Gasen und anderen Darmgiften.

✳ Die Selbstvergiftung über den Darm nimmt ab, und zwar deutlich spürbar: Blähungen gehen zurück und der Bauch wird flacher und straffer, Sodbrennen, Aufstoßen und andere mit der Autointoxikation in Zusammenhang stehende Beschwerden reduzieren sich.

✳ Die Darmflora regeneriert sich und kommt ins gesunde Gleichgewicht zurück.

✳ Zugleich regt Apfelessig die Darmperistaltik an und damit den Abtransport von alten Speisebreiresten, die sich zwischen den Darmzotten angelagert haben, sowie von Stoffwechselschlacken und Giftstoffen; übrigens nicht nur jene aus dem Darm, sondern auch Schlacken aus allen Zellen, aus der Lymphe und dem Blut.

✳ Das Kalium hilft zusätzlich dabei, Abfallprodukte und Schlackenstoffe aus den Zellen und Geweben auszuleiten; die Nierenleistung wird verbessert und dadurch der Übersäuerung des Organismus entgegengewirkt.

✳ Das Immunsystem wird gestärkt und kann Krankheitserregern besser Paroli bieten.

✳ Die Haut wird straffer und klarer, die Haare und Fingernägel wachsen kräftiger nach und werden widerstandsfähiger.

✳ Darüber hinaus hilft eine Darmreinigung auch dabei,

Äußere Anwendungen wie Abreibungen, Wickel und Bäder mit Apfelessig steigern den reinigenden Effekt und das Wohlbefinden zusätzlich.

Gesunder Darm mit Apfelessig

etwaige ungesunde Ernährungsgewohnheiten umzustellen, denn nach der Kur ist Ihr Empfinden für die Bedürfnisse Ihres Körpers deutlich ausgeprägter.

Die Wohltaten auf den Punkt gebracht …

WIRKUNGEN EINER DARMREINIGUNGSKUR

* Der gesamte Verdauungskanal wird entlastet und gereinigt
* Die Gasbildung im Bauchraum geht zurück
* Die entzündlich gereizte Darmschleimhaut regeneriert sich
* Die Bildung von Verdauungssäften und die Ausschüttung von Verdauungsenzymen wird angeregt
* Die Atemkapazität erhöht sich
* Der Blut- und Lymphkreislauf im Bauchraum wird verbessert
* Blut, Körpergewebe und Organe werden gereinigt und von Stoffwechselschlacken befreit
* Die Haut am ganzen Körper wird straffer und besser durchblutet

Schicken Sie Ihren Darm in Urlaub

Im Englischen kommt die Bedeutung der ersten Mahlzeit des Tages noch klar zum Ausdruck: break fast heißt nichts anderes als Fastenbrechen.

»Die meisten Menschen essen zu viel. Von einem Viertel dessen, was sie verzehren, leben sie, von den restlichen drei Vierteln die Ärzte.« Was hier bereits in einer jahrtausendealten Papyrus-Inschrift aus dem alten Ägypten treffend festgestellt wurde, wirkt sich anders herum überaus postitiv auf die Gesundheit aus: Der zeitweise Verzicht auf Nahrung und die Ruhigstellung der Verdauung. Demgemäß ist auch die Reinigung des Darms am wirkungsvollsten, wenn Sie ihm während der Kur einige Tage absolute Ruhe und Gelegenheit zur Regeneration gönnen. Dass bedeutet, dass Sie ihm keine feste Nahrung zuführen, die er verdauen muss – die normale Fastenphase während der Nacht wird über die Zeit des sonst üblichen Frühstücks einfach über einige Tage hinaus ausgedehnt.

Ruhe und Erholung für den gesamten Organismus

Wenn der Nahrungsnachschub von außen während einiger Tage des Fastens einmal stoppt, kann sich der Darm erholen und sich voll und ganz auf Ausscheidung anstatt wie sonst auf Verarbeitung konzentrieren. Das gilt nicht nur für den Darm, sondern auch für unsere anderen Ausscheidungsorgane Nieren, Lunge, Leber, Haut und im Prinzip für jede einzelne Zelle unseres Körpers: Auch sie haben nun Gelegenheit zu »Aufräumarbeiten« und können Schlacken- und Giftstoffe aus allen Bereichen des Körpers entsorgen.

Während der Kur müssen Sie nicht vollständig auf Nahrung verzichten.

Die Darmreinigungskur bedeutet nicht, dass Sie nun rein gar nichts mehr zu sich nehmen dürfen – statt fester Nahrung gibt es jetzt ganz einfach flüssige: mehrmals täglich das Apfelessiggetränk, jede Menge Kräuter- und Früchtetees, Gemüsebrühen, frische Obst- und Gemüsesäfte. Das vermehrte Trinken füllt nicht nur den Magen und nimmt etwaige Hungergefühle, sondern dient vor allem dazu, die gelösten Schlacken- und Giftstoffe aus dem Darm und den anderen Körperbereichen besser abzutransportieren.

Seelischen Ballast über Bord werfen

Auch die psychische Verfassung profitiert von der Kur: Zugleich mit der Reinigung und Entgiftung des Darms werden psychische »Schlacken« entsorgt, die Sie vielleicht schon über Jahre als unnötigen Ballast mit sich herumtragen. Viele Menschen berichten, dass sich schon nach den ersten Kurtagen ein Gefühl von innerer Leichtigkeit und Zuversicht eingestellt und ihre Stimmung sich enorm erhellt hat.

Auch das Gemüt »entschlackt«.

Das Gefühl, »wie neugeboren« zu sein, kommt nicht von ungefähr. Die jahrelange Selbstvergiftung über den Darm belastet auch die Seele und äußert sich durch Gemütsverstimmungen, Angstzustände und übermäßige Gereiztheit – Darmgifte machen auf Dauer eben »giftig«.

Die uralte Spruchweisheit »Mens sana in corpore sano – in einem gesunden Körper wohnt ein gesunder Geist« findet gerade bei einer Darmreinigung ihre eindrucksvolle Bestätigung.

So wie sich der Darm auf unsere Psyche auswirkt, so beeinflusst diese auch unsere Verdauungsorgane. Ungelöste Konflikte und fortwährend unbewältigte, nicht bewusst gemachte Probleme sind häufige Mitursachen von Beschwerden rund um die Verdauung – beispielsweise »schlägt uns etwas auf den Magen« oder »wir fressen etwas in uns hinein«.

Eine Darmreinigung bietet die willkommene Gelegenheit, um seelische Konfliktstoffe abzubauen. Dies ist sogar eine wichtige Komponente während der kommenden Kurtage, denn die Kur erfaßt den Menschen in seiner Gesamtheit von Körper, Geist und Seele.

Deshalb kann es auch passieren, dass Sie an den Kurtagen mit manchem aus Ihrem Unterbewusstsein konfrontiert werden, was bislang stets verdrängt wurde und nun ins Bewusstsein rückt. Die Auseinandersetzung mit solchen psychischen »Altlasten« kann zwar schmerzhaft sein, ist jedoch unglaublich heilsam und befreiend.

Kosmetik von innen

Dass zwischen einer gestörten Darmflora sowie Darmgiften und Funktionsstörungen der Haut ein enger Zusammenhang besteht, ist wissenschaftlich erwiesen: Hartnäckige Hautunreinheiten, Entzündungen, Falten, Doppelkinn, Hängewangen und schlaffe Haut – vor allem an Bauch, Oberschenkeln und Brüsten – gründen vielfach in einem überforderten Darm.

Wie positiv sich eine Darmreinigung auf Gesundheit und Wohlbefinden auswirkt, ist inzwischen millionenfach bewiesen.

Eine Darmreinigung ist deshalb mit die beste und vor allem natürlichste Schönheitspflege. Sie macht die Haut am ganzen Körper straffer, lässt über die zugleich stattfindende Reinigung des Blutes Hautunreinheiten schwinden, verbessert die Hautdurchblutung und fördert die Erhaltung des Säureschutzmantels der Haut. Besonders bei der Darmreinigung bewahrheitet sich, dass »gesünder werden stets auch schöner werden heißt«.

Wer sollte eine Kur machen?

DARM-CHECK

Eine Darmreinigung mit Apfelessig empfiehlt sich dann ganz besonders, wenn
* Sie wiederholt mit Verstopfung, Völlegefühlen, Durchfall und Blähungen zu kämpfen haben
* Ihre Darmflora gestört, Ihre Darmpassage sehr lang oder Ihr Stuhl nicht gesund ist (Seite 76)
* Sie anfällig für Infektionskrankheiten und Erkältungen sind
* Sie rasch erschöpft und häufig müde sind
* Ihre Haut Ihnen Probleme bereitet (Unreinheiten, Ekzeme, Geschwüre, allergische Reaktionen)
* Sie glanzloses und brüchiges Haar haben, von dem sich so manches in der Bürste wiederfindet
* Gedächtnis und Konzentrationsfähigkeit nachlassen
* Sie sich oft antriebslos, niedergeschlagen und deprimiert fühlen
* Ihnen vieles mehr als früher auf »die Nerven geht«, Sie sich schnell gestresst fühlen und Ihre Reizbarkeit fühlbar zugenommen hat
* Sie öfters kalte Hände und Füße haben und frieren
* Sie häufig unter Durchblutungsstörungen, Muskelkrämpfen und Gelenkschmerzen leiden

In diesen Fällen kann eine Darmreinigung eine deutliche Verbesserung des Wohlbefindens erbringen.

Eine alte Tradition wird wiederentdeckt

Der nachfolgende kleine Rückblick dient nicht dazu, Ihnen interessante historische Anekdoten nahezubringen. Er soll Ihnen ganz einfach vor Augen führen, dass die Reinigung des Darms alles andere als ein neuer Stern am weiten Firmament der Gesundheitsversprechungen ist und keine der vielen neuen »Moden« aus dem breitgefächerten Reigen alternativer oder naturheilkundlicher Therapieverfahren.
Die Darmreinigung ist vielmehr eine uralte Behandlungsmethode, über deren großen Nutzen zur Vorbeugung und Thera-

Gesunder Darm mit Apfelessig

pie zahlloser Beschwerden man sich bereits vor einigen tausend Jahren bewusst war.

»Hirt des Afters«

Vertrauen Sie einer der ältesten bekannten Gesundheitsmaßnahmen.

Im alten Ägypten, wo die medizinische Praxis schon um 2000 v. Chr. zu höchster Kunstfertigkeit gediehen war, gab es für und gegen jedwedes Leiden einen eigenen, wir würden heute sagen, Facharzt. Darunter auch einen, dessen Aufgabe es war, mittels Abführmitteln und Klistieren für eine gute Verdauung zu sorgen – den »Hirten des Afters«, wie diese antiken Gastroenterologen passend genannt wurden.

Wie sehr sich diese Heilkundigen des frühgeschichtlichen Ägyptens über den Wert eines gesunden Darms im Klaren waren, belegen auch die medizinischen Lehrtexte: Hier finden sich zahllose Anweisungen zur Therapie von Verdauungsbeschwerden – keine ohne Darmreinigung.

Ein regelrechter Boom

Der hohe therapeutische Wert einer regelmäßigen und gründlichen Reinigung des Darms wurde auch in den folgenden Jahrhunderten nie in Frage gestellt. Bis zum 16. Jahrhundert hatten sich zahlreiche Methoden zur Ableitung krankmachender Substanzen entwickelt. Grundlage für diese Maßnahmen war die antike Säftelehre, welche die Reinigung des Körpers von verdorbenen und überschüssigen Säften als unabdingbar zur Verhütung von Krankheiten erachtete.

Beim Klistier wird die Flüssigkeit mit einer Spritze durch den After in den Darm gedrückt. Beim heute häufiger durchgeführten Einlauf hingegen wird die Flüssigkeit aus einem höher gelegenen Behälter langsam in den After eingeleitet (Seite 97).

Zu Beginn des Absolutismus waren diese Reinigungsbehandlungen aus dem Behandlungskanon der Ärzteschaft nicht wegzudenken: Neben dem Aderlass galt die Klistierspritze als Allheilmittel, mit der man unter anderem auch Lungenleiden, Gicht und Rheumatismus zu kurieren suchte. Zu dieser Zeit, gerade hatten die Apotheker das Recht erhalten, neben dem Mischen von Rezepten auch die Kunst des Klistierens auszu-

Darmkuren haben eine alte Tradition

üben, gipfelte die Beliebtheit der Darmbehandlungen in einer regelrechten »Klistierwut«.

Besonders am französischen Hof hatten Abführkuren Hochkonjunktur: So soll sich Ludwig der XIV., der Sonnenkönig, von 1647 bis zu seinem Tod im Jahre 1715 rund 2000 Abführkuren und mehreren hundert Klistieren unterzogen haben. Die exzessiven Darmbehandlungen waren aber nicht Ausdruck eines übertriebenen Gesundheitsbewusstsein, sondern gründeten vielmehr in der ausgeprägten Esslust des Monarchen. Sie sollten nicht nur den ob der üppigen Nahrungszufuhr geschundenen Verdauungstrakt entlasten, sondern auch schlichtweg Platz für Neues schaffen …

Angesichts dessen ließ sich der Sonnenkönig gern mit der Klistierspritze traktieren und nahm auch andere abführende Maßnahmen seiner Leibärzte klaglos in Kauf. Molière ließ sich von den fragwürdigen Kuren seines Königs zu der Komödie »Der eingebildete Kranke« inspirieren, in der er die Klistierfreudigkeit des Adels karikiert. Erst im ausgehenden 18. Jahrhundert ebbte der Klistierboom nach und nach ab, und die Darmreinigung per Spritze trat bis heute zugunsten »artverwandter« Methoden wie Einläufen und Abführmitteln in den Hintergrund.

König Ludwig XIV. – ein überzeugter Anhänger der Darmreinigung.

Der französische Komödiendichter Molière nahm die »Klistierwut« des Adels im 17. Jahrhundert aufs Korn.

Gut gerüstet in die Kur

Nachfolgend einige Empfehlungen, die Sie auf Ihre Darmreinigung vorbereiten sollen und die das Anliegen haben, Ihnen vorab möglichst viele Fragen zu Ihrer Kur zu beantworten.

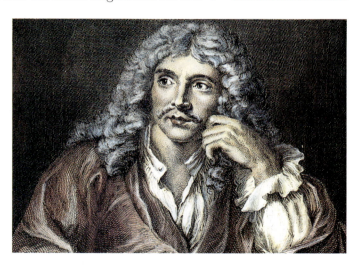

Gesunder Darm mit Apfelessig

Wer kann eine Darmreinigung durchführen?

Wer ganz gesund ist, kann jederzeit alleine eine Darmreinigungskur durchführen.

Grundsätzlich kann jeder eine ein- bis zweiwöchige Darmreinigungskur in eigener Regie zu Hause durchführen, der sich gesund fühlt, nicht in dauerhafter ärztlicher Behandlung steht und nicht regelmäßig Medikamente einnehmen muss.

Dennoch sollten Sie Ihren Arzt oder Heilpraktiker von Ihrem Vorhaben in Kenntnis setzen, um etwaige Bedenken und Einwände abzuklären. Falls keine Gegenanzeigen vorliegen, wird er Ihre Absicht in der Regel befürworten und Ihnen vielleicht sogar noch ein paar wertvolle Anregungen mit auf den Weg geben.

Wie lange sollte man kuren?

Empfohlen werden sieben Tage; wenn Sie sich fit fühlen, können Sie die Kur auch auf zehn bis 14 Tage ausdehnen. Dann sollten Sie jedoch die Darmreinigung beenden und die Ernährung langsam wieder aufbauen.

ZU IHRER SICHERHEIT

In diesen Fällen müssen Sie darauf leider verzichten.

Eine Darmreinigungskur ist nicht angezeigt bei:
* Bei seelischer Labilität, Niedergeschlagenheit, depressiven Verstimmungen und großer Nervosität
* In Phasen starker beruflicher oder privater Belastung
* Bei körperlicher und geistiger Erschöpfung
* Nach überstandenen Krankheiten oder nach Unfällen und Operationen
* Bei stetiger Einnahme von starken Medikamenten
* Bei Schilddrüsenüberfunktion
* Bei Magengeschwüren und Gastritis
* Bei Untergewicht
* Bei Störungen der Blutgerinnung
* Während der Schwangerschaft oder Stillzeit
* Bei Magersucht, Bulimie und anderen Essstörungen

Wichtige Fragen vor der Kur

Kann man seinen üblichen Aktivitäten nachgehen?

Bevor Sie die Darmreinigung beginnen, ist es ganz wichtig, dass Sie zur Ruhe kommen, um sich auch in Ihrem Inneren auf den bevorstehenden »Hausputz« einzustellen. Und auch während der Kur sind Ruhe und Entspannung angesagt, denn Hektik und Stress beeinträchtigen die Entgiftungsbestrebungen des Darms beachtlich.

Die beste Gelegenheit für eine Kur bietet natürlich ein Urlaub, den Sie zu Hause verbringen wollen. Hier können Sie sich am besten auf Ihre Bedürfnisse einrichten.

Haben Sie Urlaub?

Wenn Sie berufstätig sind, wäre es natürlich ganz ideal, wenn Sie sich für die Kur frei nehmen oder diese in Ihren Urlaub legen würden.

Falls das partout nicht geht, können Sie die Zeit der Darmreinigung auch in den Berufsalltag integrieren. Das erfordert einige kleine Änderungen im Kurplan, aber mit etwas Kreativität und Verständnis seitens Ihrer Kollegen und Arbeitgeber lässt sich dies durchaus bewerkstelligen.

Aus diesem Grund sollten Sie – die nötige Vertrauensbasis vorausgesetzt – alle Menschen, mit denen Sie an Ihrem Arbeitsplatz zu tun haben, von Ihrem Vorhaben in Kenntnis setzen. In den meisten Fällen ist Ihnen dann Rücksichtnahme garantiert – und wer weiß, vielleicht schließt sich einer Ihrer Kollegen auch gleich mit an.

SUCHEN SIE EINE RUHIGERE WOCHE AUS

Gut geeignet für Ihre Darmreinigung ist in jedem Fall eine Woche, in der Sie beruflich wie privat nicht zu sehr gefordert sind. Günstig ist es, wenn Sie dann keine wichtigen Geschäftstermine oder privaten Verabredungen haben und Sie absehen können, dass keine großen Anforderungen an Sie gestellt werden.

Mit etwas Rücksicht möglich – Kuren am Arbeitsplatz.

Gesunder Darm mit Apfelessig

Beginnen Sie nicht gerade während der Kur mit einer neuen Sportart – das würde den Organismus jetzt zu stark belasten.

Aktivitäten wie Spaziergänge, leichte sportliche Aktivitäten, Saunabesuche und ähnliches können Sie ohne weiteres in Ihr Kurprogramm integrieren – stets abhängig davon, wie Sie sich fühlen. So werden Saunabesuche erfahrungsgemäß in den ersten beiden Kurtagen nicht gut vertragen, weil der Körper sich erst umstellen muss. Danach jedoch sind sie sogar ein wichtiger Bestandteil der Reinigung und demgemäß zu empfehlen (Seite 108).

Kurz, bevor es »losgeht«

Jede Umstellung für den Körper sollte man langsam und bewusst angehen. Wenn Sie sich für einen bestimmten Tag als Beginn der Kur entschieden haben, sollten Sie spätestens eine Woche vorher mit der Vorbereitung beginnen. Dazu gehört die seelische und geistige Einstimmung ebenso wie konkrete Änderungen der Ernährungsgewohnheiten.

Langsam einstimmen

Beginnen Sie bereits drei bis vier Tage vor der Kur, Ihren Körper auf die bevorstehende Reinigung einzustimmen:

Essen Sie weniger als sonst, wählen Sie bewusst leicht verdauliche Speisen, schränken Sie auch Alkohol, Kaffee und Zigaretten ein, und trinken Sie schon jetzt mindestens 2,5 Liter Flüssigkeit am Tag.

Ihr Körper soll es gut haben: Können Sie ihm Ihre Süchte für ein paar Tage ersparen?

Keine Genussmittel

Während der Darmreinigung sind außer dünnem schwarzem Tee alle anderen Genussmittel wie Kaffee, Alkohol und Zigaretten tabu. Für viele Raucher bietet sich in dieser Zeit auch die vielleicht sogar willkommene Gelegenheit, ihrer Gewohnheit zu entsagen, denn bei der Kur wird der Körper von Giftstoffen befreit und oftmals schmecken die bis dato begehrten Rauchwaren gar nicht mehr ...

Viel trinken

Das A und O, nicht nur während der Darmreinigung, ist die ausreichende Zufuhr von Flüssigkeit – auf 2,5 bis 3 Liter sollten Sie es täglich mindestens bringen. Geeignet sind Mineralwässer – mineralstoffarm und ohne Kohlensäure (z.B. Volvic oder Evian); frisch gepresste oder naturreine Obst- und Gemüsesäfte (auch Frischpflanzensäfte) – ungezuckert und mit Wasser verdünnt; vegetarische Gemüsebrühen und natürlich Kräutertees, mit etwas Honig gesüßt. Mit den verschiedensten Teesorten haben Sie die Möglichkeit, die Darmreinigung zu unterstützen, denn die in den Tees enthaltenen Wirkstoffe entfalten gezielte Wirkungen. Hier einige Anregungen, aus denen Sie nach Gusto auswählen können:

DIE BESTEN KURGETRÄNKE

Artischockensaft	regt den Gallenfluss und die Entgiftung über die Leber an
Brennnesselsaft	wirkt entgiftend und gewebsentschlackend
Fencheltee	fördert die Entblähung und Darmentgiftung
Johanniskrauttee	unterstützt die psychische Regeneration
Kamillentee	beruhigt und löst Krämpfe in Magen und Darm
Lindenblütentee	unterstützt die Entgiftung über Nieren und Haut
Pfefferminztee	allgemein verdauungsfördernd
Rosmarintee	regt den Kreislauf an
Selleriesaft	entwässernd und harntreibend
Zinnkrauttee	fördert die Nierenausscheidung und kräftigt die Haut

Vor allem Frauen trinken normalerweise nicht genug. Dabei braucht gerade die Haut viel Flüssigkeit, um prall und frisch auszusehen – ausreichendes Trinken fördert also auch ein gutes, gesundes Aussehen.

Gesunder Darm mit Apfelessig

Für eine ausreichende Flüssigkeitszufuhr während der Kurtage trinken Sie am besten mineralstoffarme und kohlensäurefreie Mineralwässer.

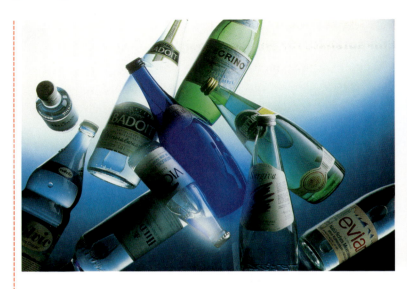

Besorgen Sie sich die hier genannten Dinge früh genug. Schon beim Einkaufen beginnt die »Kur im Kopf«.

Was sollte man zu Hause haben?

Wenn Sie sich schon vor der Kur alle notwendigen Dinge besorgen, können Sie sich in den Kurtagen ganz dem Erleben der Kur widmen. Sie brauchen:

✳ Einlaufgerät, bestehend aus 20 cm langem Einlaufrohr, Spülgefäß (Irrigator), Klysopompspritze oder für Kinder eine Klistierspritze (aus der Apotheke oder dem medizinischen Fachgeschäft)

✳ 30 g Bitter- oder Glaubersalz (aus Apotheke oder Reformhaus)

✳ Wärmflasche

✳ Massagebürste oder Luffa-Handschuh (zum Trockenbürsten)

✳ Eventuell Entsafter

✳ Große Badehandtücher

✳ Bequeme, warme Kleidung

✳ Dicke Wollsocken

✳ Vaseline oder gutes Hautöl

✳ Hochwertiges Sonnenblumen- oder Olivenöl

Für Ihr leibliches Wohl
Einkaufsliste für eine Kurwoche
* 2 l naturreiner Apfelessig
* Genügend kohlensäurefreies Mineralwasser
* Diverse Teesorten nach Ihrer Wahl
* Grüner Tee
* Hochwertiger, reiner Bienenhonig
* 250 g ungeschroteter Leinsamen
* 4 Zitronen
* Frisches Obst und Gemüse zum Entsaften, z.B: Karotten, Tomaten, Sellerie, Orangen, Äpfel
* alternativ fertige, ungezuckerte und naturreine Obst- und Gemüsesäfte
* vegetarische Gemüsebrühe (z.B. Cenovis)
* Bioghurt und Buttermilch

In diesen Lebensmitteln ist alles enthalten, was Sie in den kommenden Tagen an Nährstoffen brauchen.

REZEPT FÜR DEN APFELESSIGTRUNK

Eine Säule der Kur ist natürlich der Apfelessigtrunk, den Sie mehrmals täglich zu sich nehmen. Hier ist das Rezept für Ihr Kur-Getränk, das Sie während der Kur nach dem im Plan angegebenen Rhythmus zu sich nehmen.

Ihr Apfelessigtrunk
Geben Sie 2 TL Apfelessig und 1–2 TL guten Bienenhonig auf 1 Glas Wasser. Rühren Sie das Getränk gut um, und trinken Sie das Glas anschließend langsam und in kleinen Schlucken aus.

Achten Sie vor allem auf die Qualität Ihres Kuressigs.

(Kauf)Kriterien für guten Apfelessig

Geben Sie grundsätzlich, auch bei Anwendungen zur Körperpflege und zum Kochen, auf natürliche Weise hergestelltem, naturtrübem Apfelessig den Vorzug. Klarer und destillierter Apfelessig enthält weniger wertvolle Inhaltsstoffe; allen voran die Ballaststoffe, die zur Klärung herausgefiltert werden. Wie

Gesunder Darm mit Apfelessig

Auch beim Honig lohnt es sich, nur beste Qualität zu kaufen.

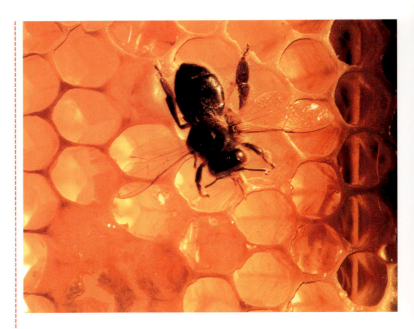

Achten Sie auch darauf, dass die Äpfel aus kontrolliertem biologischem Anbau stammen. Aus diesem Grund empfiehlt es sich, Apfelessig im Reformhaus, Naturkostladen oder direkt vom Hersteller, von dem Sie wissen, wie er den Essig gewinnt, zu erstehen.

bei allen anderen natürlichen Produkten gilt auch hier: Je weniger künstlich behandelt wurde, desto wertvoller ist es für die Gesundheit. Guter Apfelessig ist dunkel, trüb und besitzt zum Teil sogar eine Schaumkrone.

Es gibt seit kurzem auch einen Apfelessig mit Süßmolke und verschiedenen Kräutern versetzt im Handel (Bezugsadressen Seite 116), der sich besonders für all jene mit einem empfindlichen Magen empfiehlt. Zudem ist Molke ebenso wie Apfelessig seit alters zur Entschlackung und Entgiftung des Organismus bewährt und unterstützt den Kureffekt zusätzlich.

Den Darm entleeren

Zusätzlich zum täglichen »Glaubern«, das Sie wie gleich anschließend angegeben täglich vornehmen, beschleunigen Einläufe die Reinigungsvorgänge im Darm ganz beträchtlich. Der Darm wird so nicht nur entleert: Ein weiterer Nebeneffekt ist, dass man mit leerem Darm nicht so rasch Hunger hat.

Das A und O: Den Darm entleeren

Wie funktioniert ein Einlauf?

✸ Sie füllen das Spülgefäß mit 1 l zuvor abgekochtem, lauwarmem Wasser (38 °C), hängen es im Bad über die Türklinke oder einen Handtuchhalter und lassen die Luft zur Probe aus dem Schlauch ins Waschbecken oder die Badewanne entweichen.

✸ Stecken Sie dann das Darmrohr an das harte Ansatzstück des Irrigatorschlauches, und fetten Sie das Ende des Rohrs mit Vaseline oder einer anderen Hautcreme ein.

✸ Gehen Sie in Hockstellung oder knien sich auf den Boden und stützen den Oberkörper mit den Ellbogen ab. Dann führen Sie das Darmrohrende langsam in den After ein.

✸ Lassen Sie das Wasser gleichmäßig in den Darm laufen, und schieben Sie dabei das Rohr nach und nach weiter in den Darm hinein. Atmen Sie dabei ruhig und gleichmäßig ein und aus.

✸ Halten Sie das Wasser solange im Darm, bis Sie einen Entleerungs- (Stuhl-)drang spüren; das ist etwa nach 3–5 Minuten der Fall.

✸ Beim ersten Einlauf gelingt es häufig nicht, den Darm vollkommen zu entleeren, weil der Stuhldrang sich zu schnell einstellt. Aus diesem Grunde ist es gut, wenn Sie den Einlauf noch ein zweites Mal wiederholen.

Der Einlauf gibt dem Darm den Start zur Kur. Vielleicht fällt er Ihnen noch leichter, wenn Sie bedenken, dass man mit leerem Darm kaum Hunger entwickelt.

Was ist »Glaubern«?

Das berühmte »Glaubern« ist nichts anderes als die Einnahme von in Wasser gelöstem Magensiumsulfat, Bitter- oder auch Glaubersalz genannt, zur gründlichen Entleerung des Darms.

✸ Dazu lösen Sie einen gestrichenen Teelöffel Bittersalz in 250 ml lauwarmem Wasser auf und trinken dies morgens nüchtern, gleich nach dem Aufstehen.

Falls Ihnen der nicht so angenehme Geschmack nicht behagt, setzen Sie das Bittersalz am Abend vorher mit etwas Wasser an und füllen es am Morgen auf; zusätzlich können Sie einige Spritzer Zitronensaft dazugeben.

Bitter- oder auch Glaubersalz ist ein natürliches Abführmittel, das den Darm auf schonende Weise reinigt.

Gesunder Darm mit Apfelessig

> **WICHTIG**
>
> Wenn es zu sehr häufigen Darmentleerungen – bis zu zehn oder mehr täglich – kommt, setzen Sie den Bittersalztrunk für einen ganzen Tag aus. Nehmen Sie dafür am nächsten Tag nur die halbe Menge Salz, also 1/2 TL. Sobald die Entleerungen auf drei bis vier am Tag zurückgegangen sind, können Sie wieder die ursprüngliche Menge Bittersalz verwenden.

Eine Anekdote aus dem berühmten Darmkurort Karlsbad: Ein Herr sitzt auf der Parkbank und liest in seiner Zeitung. Plötzlich kommt ein anderer Kurpatient gelaufen, reißt ihm die Zeitung aus der Hand und verschwindet hinter den Büschen. Der Leser ruft: »Aber das ist die heutige Zeitung!« Darauf der andere: »Ja, aber auf die morgige kann ich nicht warten.«

Diese ausgewogene Salzlösung durchspült den gesamten Verdauungskanal, ohne die Schleimhäute zu reizen, löst Ablagerungen und Verkrustungen und schwemmt diese aus. Sie wird kaum resorbiert und reinigt den Darm im Laufe der Kur zusätzlich auf schonende Weise.

Beachten Sie: Nachdem Sie die Bittersalzlösung getrunken haben, sollten Sie unbedingt zu Hause bleiben, denn die Stuhlentleerung erfolgt sehr spontan und vor allem mehrmals hintereinander … Während der Kur sollte der Darm fortlaufend, täglich durch das morgendliche »Glaubern« gereinigt werden (Seite 97).

Wichtig: Geregelter Tagesablauf

Es ist sehr hilfreich, sich einen Tagesplan zu machen und diesen auch einzuhalten. Denn das gibt Ihnen Halt, sorgt für innere Ordnung und wappnet Sie gegen »Versuchungen« – die sich ganz natürlich einstellen werden.

Orientieren Sie sich auch vor der Kur schon über das »Zusatzprogramm«, das Sie ab Seite 107 finden. Sie können aus diesem Angebot nach Herzenslust die Aktivitäten auswählen, die Sie interessieren oder von denen Sie wissen (oder annehmen), dass Sie Ihnen gut tun. Nehmen Sie sich jetzt Zeit für Ihr Hobby, denn oft ist man während der Kur besonders kreativ.

Ihr Kurprogramm

✳ In den Genuss der zahllosen positiven Wirkungen einer Darmreinigung mit Apfelessig kommen Sie bereits nach einer siebentägigen Kur. Sie unterteilt sich in einen Entlastungstag, fünf aufeinanderfolgende Reinigungstage und einen Aufbautag, an dem Sie langsam wieder auf leichte Kost umstellen (Seite 100).
✳ Die Kur können Sie allerdings auch problemlos auf zwei Wochen ausdehnen (Seite 105).
✳ Ebenso können Sie sie auch nur auf ein Wochenende reduzieren (Seite 106).
Für welches Programm Sie sich entscheiden, liegt bei Ihnen und hängt sowohl von Ihrer Zeit als auch Ihrem Befinden ab.

Mit diesem Tagesplan lassen sich die Kurtage gut einteilen. Man hat Zeit, sich auszuruhen, und der Wechsel zwischen Aktivität und Erholung steigert das Wohlbefinden.

»TAGESROUTINE«

Hier ein Vorschlag, falls Sie während der Kur morgens um 8.00 Uhr aufstehen wollen:

8.00	Täglich morgens nüchtern Bittersalz, dann Darmentleerung
8.30	Nach etwa 30 Minuten Apfelessiggetränk
8.45	Frühstück
10.00	Trockenbürsten des ganzen Körpers, danach duschen oder baden – zum Abschluß kalt abbrausen – und eincremen oder -ölen.
11.00	Bauchmassage (Seite 110)
12.00	Mittagessen
13.30	Zusatzprogramm wie Spaziergehen, Sauna, Sport etc.
16.00	Bauchmassage
18.00	Abendessen
Vor dem Zubettgehen	Trockenbürsten des ganzen Körpers. Lesen, Musik hören, bewusst entspannen…

Gesunder Darm mit Apfelessig

Entlastungstag

Der heutige Tag bereitet Sie auf die Kur vor.

Den Tag vor dem eigentlichen Kurbeginn versuchen Sie auszuspannen und sich auf die folgende nahrungsfreie Zeit einzustellen.

Auch der Körper sollte auf die kommenden Tage eingestimmt werden, indem Sie ausschließlich leichtverdauliche Kost zu sich nehmen und vor allem viel trinken (Seite 92).

Morgens

Beginnen Sie den Tag gleich nach dem Aufstehen mit dem Apfelessiggetränk (Seite 95).

Anschließend ist eine gute Gelegenheit für etwas Gymnastik am offenen Fenster und ein ausgiebiges Körperpflegeritual.

Rezept Zum Frühstück servieren Sie sich etwas frisches Obst nach Wahl oder ein Bircher-Müsli: Dazu 1 Becher Bioghurt mit 1 geschälten und kleingeschnittenen Apfel, 1/2 Banane, 1 EL Haferflocken, 1 TL Honig, einigen geriebenen Nüssen und 1 TL frisch gepresstem Zitronensaft verrühren.

Bis zur Mittagszeit können Sie Ihre Einkäufe für die nächsten Kurtage erledigen, spazierengehen oder oder … In jedem Fall aber sollten Sie sich geistig auf die nun kommenden und für Ihren Körper so wichtigen Tage einstellen.

Frisches Obst ist ein wichtiger Bestandteil einer vollwertigen Ernährung. Wenn möglich sollten Sie Obst aus kontrolliert biologischem Anbau bevorzugen.

Mittags

Vor dem Mittagessen gibt es wieder das Apfelessiggetränk und daran anschließend einen Rohkostteller, bestehend aus Gemüsen Ihrer Wahl, z.B. Karotten, Tomaten und Sellerie. Danach folgen Pellkartoffeln mit Magerquark, angemacht mit verschiedenen Kräutern, etwas Knoblauch und einem Schuss gutem Olivenöl.

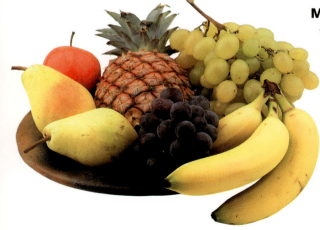

Nachmittags

Als kleinen Snack bis zum Abend essen Sie 1 Becher Joghurt, wenn Sie möchten mit 1 TL gutem Bienenhonig verrührt, oder 1 Apfel.

Kleine Anregung – falls Sie unternehmenslustig sind: Ein Saunabesuch (Seite 108) kurbelt den Stoffwechsel enorm an und stimmt Ihren Körper zusätzlich auf die nun folgende Reinigung ein.

Abends

Als Aperitif steht wieder der Apfelessigtrunk auf dem Programm, gefolgt von etwas frischem Obst und einer Scheibe Knäckebrot mit Frischkäse oder Kräuterquark.
Rezept Zur Nachspeise gibt es 1 Becher Bioghurt, angemacht mit etwas Zimt, dem Mark einer 1/2 Vanilleschote, 1 TL Bienenhonig und ein paar gehackten Nüssen.

Der erste Kurtag

Nun geht es tatsächlich los. Hoffentlich haben Sie gut geschlafen und sind positiv auf den heutigen Tag eingestimmt.

Als erstes: Darm »durchputzen«

Den ersten Kurtag starten Sie mit einer gründlichen Darmentleerung: Dazu führen Sie den Einlauf – wie Seite 97 beschrieben – durch; gegebenenfalls wiederholen. Danach ruhen Sie sich eine Weile aus und trinken dann den Apfelessigtrunk.

Morgens

Zum Frühstück trinken Sie 2 bis 3 Tassen Tee Ihrer Wahl. Anschließend führen Sie das Trockenbürsten durch (Seite 107), um den Kreislauf anzuregen, und nehmen ein (nicht zu warmes und langes) Bad oder eine Dusche. Danach sorgfältig mit einem guten Hautöl einölen.

Eine schöne Ergänzung zur Kur ist ein Fastentagebuch. Halten Sie Ihre Erlebnisse und Empfindungen während dieser Zeit fest. Das hilft nicht nur, sich über die körperlichen Reaktionen aufs Fasten klar zu werden, sondern es ist auch eine gute Gelegenheit, ein wenig Seelenerforschung zu betreiben.

Gesunder Darm mit Apfelessig

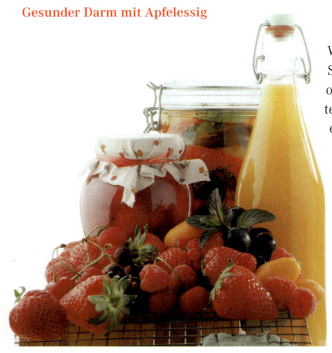

Während des Vormittags trinken Sie reichlich stilles Mineralwasser oder 2 Tassen Früchte- oder Kräutertee. Gut ist es auch, ab und an eine Scheibe Zitrone auszulutschen – das stimuliert und regt den Stoffwechsel an.

Mittagessen

Als erstes nehmen Sie wieder das Apfelessiggetränk zu sich. Dann gibt es 1/4 l Gemüsebrühe – entweder selbst gemacht oder fertige (z.B. Cenovis) – der Sie einige Haferflocken zugeben können.

Verschiedene Kräutertees unterstützen die Darmreinigung. Z. B. wirkt Pfefferminztee beruhigend und fördert die Verdauung.

Nachmittags

Nachmittags trinken Sie wieder ausreichend – Mineralwasser, frische Gemüse- und Obstsäfte oder 3–4 Tassen Tee.

Den Rest des Tages können Sie mit ausspannen, lesen, schlafen oder einem Spaziergang verbringen. Vermeiden Sie jedoch übermäßige Anstrengungen, warme Vollbäder oder Saunabesuche, denn dies strengt jetzt den Kreislauf zu sehr an.

Abendessen

Rezept Zu Beginn den Apfelessigtrunk und dann 1/4 l frischen Obst- oder Gemüsesaft und 1/4 l Gemüsebrühe.

Am Abend

Zum Tagesausklang empfehlen sich entspannende Lektüre und Musik, wenn Sie möchten, auch ein kleiner Abendspaziergang. Beenden Sie den Abend frühzeitig, vor 22 Uhr.

Zweiter Kurtag

Was gestern noch eine spannende Episode war, ist heute schon Alltag. Nutzen Sie die Erfahrungen des gestrigen Tages, um davon zu profitieren und um es sich heute noch angenehmer zu machen. Als erstes kommt das »Glaubern« dran (Seite 97).

Tagesprogramm

Der Tagesverlauf entspricht dem ersten Kurtag – nehmen Sie die Getränke an den von Ihnen bevorzugten Zeiten ein, und lassen Sie sich ausreichend Zeit dafür.

Was heute neu sein kann: Treten am zweiten Tag der Kur Hungergefühle auf, trinken Sie ein Glas Mineralwasser oder einige Schluck Buttermilch. Wenn das nicht hilft, führen Sie nochmal mit einem Einlauf ab. Bei leichtem Schwindel, der eine völlig normale Erscheinung ist, gehen Sie an der frischen Luft spazieren, legen sich hin oder erfrischen sich mit kaltem Wasser. Ihr Körper befindet sich jetzt in der Umstellungsphase, in der ab und an der Blutdruck absinken kann. Dies macht verständlich, warum generell empfohlen wird, während der Darmreinigung nicht angestrengt zu arbeiten und körperliche sowie seelische Belastungen zu vermeiden.

Gurgeln mit dem Apfelessigtrunk nimmt schlechten Mundgeruch und säubert eine belegte Zunge – beides typische Anzeichen, dass Schad- und Schlackenstoffe ausgeschieden werden.

Heute kann es zu einer leichten Fastenflaute kommen. Wer jetzt durchhält wird reich belohnt – mit einem Mehr an Vitalität.

Dritter bis fünfter Kurtag

Das Tagesprogramm entspricht im Großen und Ganzen dem zweiten Kurtag. Variieren Sie die Tees ein wenig, und probieren Sie einen aus, den Sie noch nicht kennen.

Was jetzt neu sein kann: Ab dem dritten Kurtag hat sich Ihr Körper umgestellt; Hungergefühle oder Kreislaufbeschwerden treten in der Regel nicht mehr auf. Ab jetzt können Sie auch wieder Sport treiben wie gewohnt, beispielsweise schwimmen oder wandern. Allerdings nicht übertreiben, sondern nur, soweit es Ihnen Freude macht und bekommt. Die weiteren Kurtage verlaufen meist problemlos.

Jetzt hat sich der Körper an die Kur gewöhnt.

Aufbautage

Ebenso wichtig wie die Einstimmung und Vorbereitung auf die Darmreinigung ist nun ihr Abschluss und die langsame Umstellung des Körpers auf feste Nahrung. Deshalb sollten Sie den Aufbautagen mindestens ebenso viel Aufmerksamkeit schenken wie der Kur selbst. Gönnen Sie Ihrem Organismus mindestens drei Tage Zeit, sich wieder an die Nahrungsaufnahme zu gewöhnen, und essen Sie dabei jeden Tag ein wenig mehr.

Vermeiden Sie es, morgens zu schnell aufzustehen; setzen Sie sich stattdessen kurz an den Bettrand, führen unter Umständen auch ein Trockenbürsten durch und stehen erst auf, wenn sich Ihr Kreislauf stabilisiert hat.

Morgens
Bereiten Sie sich wieder wie gewohnt Ihren Apfelessigtrunk zu und trinken Sie anschließend 2 Tassen dünnen schwarzen oder grünen Tee.

Fastenbrechen
Rezept Heute ist im Grunde ein denkwürdiger Tag: Nach fünf Tagen gibt es wieder etwas »zu beißen« – nämlich 1 reifen Apfel, roh oder gedünstet, den Sie sehr gründlich und langsam kauen sollten. Das Ritual des Apfelessens bricht das Fasten und beginnt die Aufbauphase.

Mittags
Wie üblich zuerst den Apfelessig, und zum Anfang etwas ganz Leichtes: einen Teller Gemüsesuppe aus etwas Suppengemüse, Gemüsebrühe, Haferflocken und gehackten Küchenkräutern bereitet.

Zwischendurch
2 Tassen Kräuter- oder Früchtetee und 1 Scheibe Knäcke mit Frischkäse oder 1 Becher Bioghurt.

Abends
Nach dem Apfelessiggetränk eine Zucchinicremesuppe.

Die intensive 14-Tage-Kur

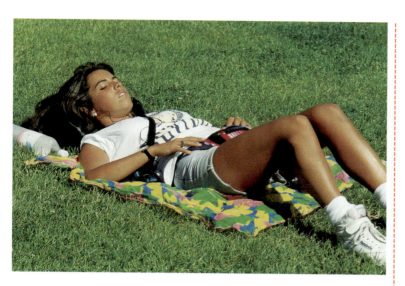

Ideal ist es, wenn Sie Ihre Kur in Ihren Urlaub legen können. So kann sich Ihr Körper in Ruhe auf den »Hausputz« einstellen. Hektik und Stress beeinträchtigen die Entgiftungsbestrebungen des Darms.

Rezept *Für die Suppe:* Dünsten Sie 2 mittelgroße Zucchinis in etwas Gemüsebrühe 15 Minuten, mit Salz und Pfeffer abschmecken. Dann pürieren (Mixer oder Pürierstab), mit 3 EL Sauerrahm verfeinern und mit 1 Scheibe Vollkorntoast servieren.

Die 14-Tage-Kur

Wenn es Ihnen gesundheitlich gut geht, können Sie problemlos auch eine 14-Tage-Kur machen. Wenn Sie sich für diese Form des Kurprogramms entscheiden, werden Sie die Wirkung des Apfelessigs natürlich wesentlich intensiver spüren.

Darüber hinaus sollten Sie die Kur nicht verlängern. Wenn Sie einmal länger Fasten möchten, sollten Sie in eine der darauf spezialisierten Kliniken gehen. Adressen finden Sie im Anhang auf Seite 116.

Eine Kur zu Hause, die länger als 14 Tage dauert, ist aus ärztlicher Sicht bedenklich.

Im Großen und Ganzen folgt eine 14-Tage-Kur dem gleichen Rhythmus – nur, dass die einzelnen Stationen länger dauern.

Eine 14-Tage-Kur steigert den reinigenden Effekt einer Darmreinigungskur und bietet dem Darm eine längere Erholungspause.

Gesunder Darm mit Apfelessig

Die Alternativen zur Standardkur wählen Sie nach Ihren zeitlichen Möglichkeiten. Länger als 14 Tage sollte man allerdings in keinem Fall ohne ärztliche Betreuung fasten.

Aufbautage

Nehmen Sie sich zwei Tage Zeit, um sich von Ihren üblichen Essgewohnheiten zu verabschieden. Auch der Körper sollte schonend auf die kommenden Tage eingestimmt werden, indem Sie ausschließlich leichtverdauliche Kost zu sich nehmen und vor allem viel trinken.

Wie's gemacht wird, können Sie auf Seite 104ff. nachlesen.

Die Kurtage

Die 10 Tage der eigentlichen Kur verlaufen wie die Tage der Standardkur, die Sie ab Seite 99. finden. Über das Zusatzprogramm, mit dem Sie die reinigenden Effekte der Kur unterstützen, Ihren Kreislauf in Schwung bringen und den Darm gezielt pflegen, können Sie sich ab Seite 107 informieren.

Die Aufbautage

Natürlich sollte nach einer solch ausgedehnten Ruhephase für den Darm der Umstieg auf feste Nahrung nicht zu schnell erfolgen. Nehmen Sie sich zwei Tage Zeit, um sich an feste Nahrung zu gewöhnen. Wie's gemacht wird, finden Sie ab Seite 104.

Wer sich keine ganze Woche Zeit für die Darmreinigung nehmen kann, sollte jedoch nicht darauf verzichten: Auch über das Wochenende besteht die Möglichkeit, den Darm zu entlasten – wenn auch nicht so intensiv.

DARMREINIGEN ÜBERS WOCHENENDE

Dazu legen Sie den Entlastungtag auf den Freitag, führen am Samstag und Sonntag zwei Kurtage durch und nützen den Montag als Aufbautag. Auch für diese stark verkürzte Kur gilt, dass Sie sich auch innerlich Zeit nehmen sollten. Versuchen Sie ein ruhiges Wochenende zu »erwischen«. Ziehen Sie sich bewusst zurück, und lassen Sie sich auch vom Zusatzprogramm inspirieren. So können Sie in kurzer Zeit etwas wirklich Gutes und Erholsames für sich selbst tun.

Nützen Sie die Zeit!

Das Zusatzprogramm

Nachfolgend zu den zum Teil bereits erwähnten Maßnahmen, die Sie während der Darmreinigung täglich durchführen sollten, können Ihnen die folgenden Anregungen die Kur verschönern und den positiven Effekt auf die Gesundheit verstärken. Denn die Anwendungen erhöhen den Erfolg Ihrer Kur um einiges, da sie den Entgiftungs- und Reinigungsprozess stark unterstützen.

Wichtig ist, dass Sie sich nach den einzelnen Aktivitäten immer ausruhen – dabei nicht lesen, sondern die Augen schließen und richtig entspannen.

Die ungewohnt intensive Beschäftigung mit dem Körper strengt an – wundern Sie sich nicht, wenn Sie vom »Nichtstun« müde sind.

Trockenbürsten

Nach einer Trockenbürstenmassage fühlt man sich körperlich wie seelisch erfrischt; sie sollte deshalb zum festen Bestandteil Ihrer täglichen Körperpflege während der Kur (und auch sonst) gehören. Das Bürsten der Haut regt die Durchblutung und den Hautstoffwechsel an, verbessert den Kreislauf und entschlackt. Giftstoffe werden abtransportiert und die Haut von überflüssigen Hornschüppchen befreit. Das Gewebe strafft sich und die Haut wird aufnahmefähig für pflegende Cremes und Öle.

Richtig Trockenbürsten

✳ Beginnen Sie am rechten Fußrücken, bürsten Sie über die Fußsohle und anschließend kreisförmig hoch über den Oberschenkel bis zum Po.
✳ Mit dem linken Bein verfahren Sie genauso und bürsten im Anschluß Ihren Po in kleinen Kreisen.
✳ Am Oberkörper beginnen Sie ebenfalls am rechten Handrücken, bürsten dann die Außenseite des Arms und anschließend die Innenseite; jeweils in Längsrichtung. Am linken Arm verfahren Sie wieder ebenso.

Bei Hautverletzungen und -entzündungen, Schuppenflechte, Akne und Schilddrüsenüberfunktion sollten Sie Trockenbürstenmassagen meiden. Auch bei entzündeten Krampfadern sollten Sie davon absehen.

Gesunder Darm mit Apfelessig

✳ Dann bürsten Sie die Brust in Richtung Brustbein (liegt in der Mitte), den Bauch im Uhrzeigersinn und den Nacken zu den Schultern hin. Zum Abschluss kommt der Rücken dran.

Sauna

Die Erhöhung der Körpertemperatur beschleunigt sämtliche Stoffwechselvorgänge im Körper, und die vermehrte Schweißausscheidung befreit den Organismus von Stoffwechselschlacken. Ideal also zur Unterstützung Ihrer Darmreinigungskur, denn die Sauna sorgt für die Entgiftung und Entschlackung über die Haut – als schöner »Nebeneffekt« stärkt sie zugleich die Abwehrkräfte.

Richtig saunen

Nehmen Sie sich genügend Zeit; zwei Stunden sollten Sie mindestens einplanen.

Duschen Sie vorher gründlich, und trocknen Sie sich gut ab, denn eine trockene Haut schwitzt schneller.

In öffentlichen Saunen sollten Sie sich nie nackt auf die blanken Holzdielen setzen, da sonst die Gefahr von Scheidenentzündungen durch Bakterien besteht. Deshalb immer ein Handtuch unterlegen.

✳ Legen Sie sich zuerst hin und setzen Sie sich die letzten fünf Minuten aufrecht.

✳ Bleiben Sie nicht zu lange in der Sauna; 12 Minuten gelten als gute Richtzeit, recht viel mehr ist nicht mehr gesund.

✳ Beginnen Sie die Abkühlphase zum Auskühlen der Atemwege an der Frischluft. Erst danach kühlen Sie sich mit Kaltwasser durch Güsse (bitte herzfern beginnen) oder durch die Schwallbrause ab.

✳ Machen Sie anschließend an die Kaltwasseranwendungen ein knöchelhohes, warmes Fußbad. Es erweitert die Blutgefäße im ganzen Hautgebiet und härtet ab.

Als kurbegleitende Maßnahme empfiehlt sich das Saunen, denn andere Dampfbäder wie das römisch-irische belasten den Kreislauf aufgrund der hohen Luftfeuchtigkeit zu stark. Hören Sie aber auch beim Saunen auf Ihren Körper, und muten Sie sich nicht zuviel zu.

Das kurbelt den Kreislauf an

✳ Wenn Sie völlig abgekühlt sind (aber nicht bis zum Frösteln) können Sie einen zweiten Gang einlegen; mehr als drei sollten Sie jedoch nicht machen.

✳ Nach der Sauna sollten Sie ausreichend Flüssigkeit zu sich nehmen, um Ihren Mineralstoffhaushalt wieder auszugleichen; idealerweise Mineralwässer oder ungesüßte Säfte.

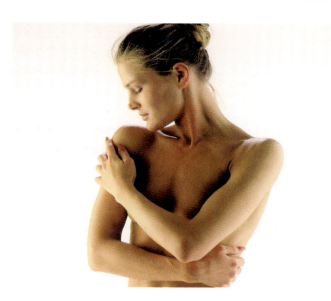

Waschungen

Führen Sie morgens und abends – am besten nach dem Trockenbürsten – Waschungen des ganzen Körpers mit verdünntem Apfelessig durch.

Das Befeuchten der Haut übt einen milden Temperaturreiz aus, der die Durchblutung und den Kreislauf anregt.

Richtig waschen

✳ Dazu mischen Sie 1 EL Apfelessig mit 1 Glas kaltem oder warmem Wasser, gießen von dieser Mixtur ein wenig in die hohle Hand und reiben Ihren Körper damit ab.

✳ Wichtig für alle Wasseranwendungen: immer in Richtung zum Herzen hin massieren.

✳ Trocknen Sie sich danach nicht ab, sondern fahren Sie mit Ihren Händen solange über die Haut, bis diese trocken und der Apfelessig vollständig eingezogen ist. Diese Apfelessigwaschungen kurbeln den Kreislauf an, vitalisieren und pflegen die Haut.

Die Sauna ist eine ideale Unterstützung zur Darmreinigungskur. Sie sorgt für eine Entgiftung über die Haut und stärkt nebenbei auch Ihre Abwehrkräfte.

Vor dem Schlafengehen empfiehlt sich ein – aber nur kurzes – lauwarmes Vollbad (30–32 °C), dem Sie 2 Tassen Apfelessig zugeben.

Bauchmassage

Während der gesamten Kur sollte täglich eine Bauchmassage, eine so genannte Colon-Massage, auf dem Programm stehen. Durch diese sanft drückende Bauchbehandlung wird die Darmtätigkeit und somit die Ausscheidung von Schlacken aus dem Darm gefördert; der Spannungszustand (Tonus) des Darms erhöht sich, was den gesamten Bauch sichtbar flacher und straffer macht; die Zirkulation von Blut und Lymphe im Bauchraum verbessert sich, infolgedessen werden alle Bauchorgane stärker durchblutet, was seinerseits wieder den Abtransport von Schlacken und Giftstoffen erleichtert. Das Blut wird gereinigt, was sich durch eine straffere, glattere Haut sowie einen frischen und klaren Teint bemerkbar macht.

Richtig massieren

Die regelmäßige Bauchmassage ist ein unerlässlicher Bestandteil der Darmreinigungskur. Sie fördert die Entgiftung über den Darm und entfaltet eine Reihe anderer, höchst angenehmer Wirkungen.

Die Bauchmassage sollten Sie zwei-, besser noch dreimal täglich durchführen. Am besten morgens nach dem »Glaubern«, während der Mittagsruhe und abends vor dem Einschlafen. Nehmen Sie sich dazu 20–30 Minuten Zeit.

✳ Legen Sie sich auf den Rücken, strecken die Beine aus, und stützen Sie die Ellenbogen. Legen Sie beide Hände mit leicht gespreizten Fingern locker und ohne Druck auszuüben auf den Bauch – die Außenkanten der kleinen Finger legen Sie vor die Leistenbeugen. Spüren Sie, wie sich der Bauch beim Einatmen hebt und beim Ausatmen wieder senkt.

✳ Dann falten Sie die Hände, so dass die Gelenke der drei mittleren Finger in einer Linie liegen; beim Heben und Senken des Bauches lösen Sie die Finger nicht – so entsteht ein sanfter Druck auf die Handinnenfläche, die sich auf die Bauchdecke überträgt und die Darmperistaltik anregt.

✳ Im Anschluß daran führen Sie mit beiden Handflächen von außen nach innen zarte, vibrierende Bewegungen auf dem Bauch aus.

Eine gesündere Ernährungsweise verlängert den Kureffekt

✳ Jetzt stützen Sie die linke Hand in der Leistenbeuge als Widerstand gegen die Gedärme, die beim Massieren verschoben werden, und führen mit der rechten Hand kreisende Bewegungen entgegen dem Uhrzeigersinn aus.

✳ Das ganze wiederholen: Rechte Hand abstützen und mit der linken Hand Kreisbewegungen, nun aber im Uhrzeigersinn, durchführen.

✳ Eine Hand am Oberbauch, die andere am Unterbauch, kreisen Sie mit beiden Handflächen und Fingerspitzen mit sanftem, gleichmäßigem Druck auf dem Bauch und verschieben dabei die Bauchwand in entgegengesetzte Richtungen.

✳ Zum Abschluss der Massage umfassen Sie mit beiden Händen von seitwärts den Bauch und drücken ihn beim Ausatmen einige Male sanft von außen nach innen – dabei nicht kreisen oder vibrieren.

Ernährung umstellen

Wie bereits erwähnt, ist eine der wichtigsten Voraussetzungen für eine langfristige Gesundung des Darms eine Änderung der Ernährungs- und Essgewohnheiten. Nach der Darmreinigungskur bietet sich hierzu die ideale Gelegenheit, denn jetzt ist der Körper ohnehin an andere Kost gewöhnt, und Ihr Empfinden für seine wahren Bedürfnisse ist wesentlich feiner als davor.

Am empfehlenswertesten ist Vollwertkost, denn eine abwechslungsreiche und ausgewogene Ernährung mit vollwertigen Nahrungsmitteln versorgt den Körper mit allen Nährstoffen, Vitaminen und Mineralstoffen, die er braucht, um gesund zu bleiben; dies kann sowohl zur Vorbeugung als auch zur Behandlung von Darmerkrankungen beitragen. Natürlich geht das auch nicht von hier auf gleich, sondern am einfachsten und damit auch am erfolgreichsten, indem Sie nach und nach vollwertige Nahrungsmittel in Ihren Speiseplan integrieren.

Es gibt spezielle Bakterienpräparate auf natürlicher Basis, die dafür sorgen, dass sich wieder eine gesunde Darmflora aufbaut, beispielsweise Symbioflor, Hylac oder Omniflora – fragen Sie einmal Ihren Arzt oder Apotheker danach. Pilze und Darmparasiten wie Helicobacter pylori müssen ohnehin durch entsprechende Medikamente beseitigt werden.

Gesunder Darm mit Apfelessig

Was essen

Die Vollwertkost basiert auf naturbelassenen, pflanzlichen Lebensmitteln wie Vollgetreide, Gemüse, Obst, Kartoffeln und Hülsenfrüchten; ergänzt durch Milch und Milchprodukte und zubereitet mit naturbelassenen Fetten und Ölen. Deshalb sollten Gerichte aus dem vollen Korn fester Bestandteil Ihres Speiseplans sein. Geeignete Sorten sind: Weizen, Dinkel, Günkern, Nackthafer, Roggen, Nacktgerste, Hirse, Mais, Reis sowie Buchweizen. Frisches Gemüse und Obst enthalten eine Menge wichtiger Vitamine und Mineralstoffe und sollten deshalb so oft wie möglich auf den Tisch kommen. Mit Kartoffeln und Hülsenfrüchten lassen sich Gemüsegerichte ideal ergänzen. Zudem liefern Hülsenfrüchte pflanzliches Eiweiß, Vitamine aus der B-Gruppe sowie viele Mineral- und Ballaststoffe. An dieser Stelle sei auch der aus Sojabohnen, und damit aus Hülsenfrüchten hergestellte Tofu genannt, der sehr viel hochwertiges Eiweiß enthält.

Tierische Lebensmittel wie Fleisch, Fisch und Eier kommen dagegen selten, meist nur als »Beilage« auf die Teller. Bevorzugen Sie jedoch in jedem Fall die mageren Fleischsorten wie Kalb, Rind und Geflügel sowie magere Fischsorten (Forelle oder Seelachs).

Stark verarbeitete, also chemisch oder mechanisch aufbereitete Lebensmittel wie Auszugsmehl, Haushaltszucker, homogenisierte Milch, raffinierte Öle und Lebensmittelzusatzstoffe sind in der Vollwertküche nicht zu finden.

Ebenso verzichtet die Vollwertküche vollständig auf weißen Zucker. Zum Süßen werden Honig, Birnendicksaft, Vollrohrzucker und Ahornsirup verwendet. An Getränken empfehlen sich Mineralwasser, ungesüßte Kräuter- und Früchtetees, verdünnte Obst- und Gemüsesäfte sowie Getreidekaffee. Schwarzer Tee, Kaffee, Bier und Wein reizen und sollten daher nur gelegentlich und in kleinen Mengen getrunken werden.

Das volle Getreidekorn steht im Mittelpunkt der Vollwertkost: Es liefert lebenswichtige Wirkstoffe, denn im Keimling und in den Randschichten sind Vitamine, Mineralstoffe, Fette, hochwertiges Eiweiß sowie Ballaststoffe konzentriert enthalten.

So einfach ist es, sich gut zu ernähren

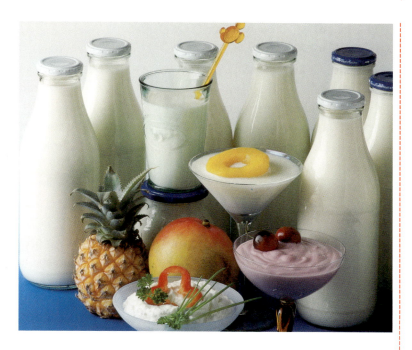

Joghurt fördert einen sauren pH-Wert im Darm und unterstützt so das Wachstum »guter« Mikroorganismen.

Wie essen?

Essen Sie stets langsam und in Ruhe, und kauen Sie gründlich. Nehmen Sie besser drei kleine Mahlzeiten am Tag zu sich, als den Körper einmal täglich mit großer Verdauungsarbeit zu belasten. Das Abendessen sollte nicht zu reichhaltig sein und nur wenig tierisches Eiweiß enthalten.

Das hilft dem Darm zusätzlich auf die Beine

Als unterstützende Maßnahme zur Wiederherstellung einer gesunden Darmflora empfiehlt sich das tägliche Essen einiger Löffel Joghurt (allerdings nur, wenn keine Milchunverträglichkeit besteht). Die im Joghurt enthaltene Milchsäure sowie die Milchbakterien (Laktobazillen) tragen sehr dazu bei, dass Ihr Darm wieder ins Lot kommt. Denn die Milchsäure erhöht das saure Milieu im Darm, was, wie Sie bereits erfahren haben, unerlässlich für eine gesunde Darmflora ist.

Laktobazillen und Bifidobakterien gehören der Säuerungsflora im Darm an und helfen zusätzlich, die Darmflora zu sanieren.

Gesunder Darm mit Apfelessig

Apfelessig bei Verdauungsbeschwerden

Zur Sicherung der Diagnose sollten Sie einen Arzt aufsuchen. Diese Empfehlungen dienen der Unterstützung seiner Therapie.

Abschließend einige bewährte Empfehlungen mit dem umfassend wirksamen Sauertrunk zur Selbstbehandlung einfacher Beschwerden der Verdauungsorgane.

Prinzipiell dient das regelmäßige Trinken von Apfelessig ohnehin der Vorbeugung und Linderung all dessen, was sich an Problemen rund um die Verdauung einstellen kann – hier noch einige zusätzliche Rezepte.

Blähungen

✳ Trinken Sie regelmäßig 5 Minuten vor jeder Mahlzeit 1 Glas Apfelessigtrunk (Seite 95), dem Sie 1/2 TL gemahlenen Fenchel- oder Kümmelsamen zugeben.

✳ Darüber hinaus sollten Sie einen warmen Bauchwickel machen, für den Sie ein Handtuch mit einem Apfelessig-Wasser-Gemisch (das Wasser sollte so warm sein, wie Sie es vertragen) im Verhältnis 1:1 tränken, auswinden und für 20 Minuten auf den Bauch legen.

✳ Wenn Sie häufig unter Blähungen leiden, empfehlen sich regelmäßige Bauchmassagen sowie eine Darmreinigung.

Durchfall

Hat sich der Stuhlgang nach 2–3 Tagen nicht normalisiert, sollten Sie einen Arzt zu Rate ziehen.

✳ Trinken Sie 6–7mal täglich ein Glas stilles Mineralwasser mit 2 TL Apfelessig versetzt; solange, bis sich der Stuhlgang wieder normalisiert hat. Außer regulierend auf den Darm wirkt Apfelessig auch dem bei Durchfall hohen Mineralstoffverlust entgegen.

✳ Zusätzlich machen Sie 2mal täglich einen warmen (noch besser heißen) Apfelessig-Bauchwickel, den Sie für 30 Minuten angelegt lassen.

✳ Ein frisch geriebener Apfel gilt seit alters als »Medikament« gegen Durchfall. Reiben Sie 1 Apfel mit Schale, lassen Sie den

Brei eine Zeit lang stehen, und rühren Sie ihn dabei hin und wieder um. Wenn der Apfelbrei durch die Luft leicht bräunlich wird, ist er richtig und kann gegessen werden.

Hämorrhoiden

✳ Tränken Sie einen Tampon mit unverdünntem Apfelessig, und führen Sie diesen vorsichtig in den After ein.
✳ Tupfen Sie die Stellen jeden Abend vorsichtig mit unverdünntem Apfelessig ab. Zusätzlich trinken Sie morgens regelmäßig die Apfelessigmixtur.

Magenbeschwerden

✳ Bei Beschwerden durch eine Darminfektion (wegen verdorbener Lebensmittel, verseuchten Wassers etc.) verrühren Sie 1 TL Apfelessig in 1 Glas warmem Wasser und nehmen alle 5 Minuten 1 TL davon ein. Sobald das Glas geleert ist, wiederholen – solange, bis Sie wieder etwas Zwieback essen und behalten können. Der Apfelessig desinfiziert den Darm, tötet die schädlichen Keime ab und gleicht Mineralstoffverluste aus.

Wenn Magenbeschwerden nach einigen Tagen der Behandlung keine Besserung zeigen, sollte umgehend ein Arzt konsultiert werden.

Sodbrennen

✳ Trinken Sie zu den Mahlzeiten 1/2 Glas warmes Wasser mit 1 TL Apfelessig und 2 TL Honig versetzt.

Verstopfung

✳ Erhitzen Sie 2 Tassen Wasser, rühren 2 EL Leinsamen unter und lassen dies für 10 Minuten kochen. Dann abseihen, 2 EL Apfelessig hinzugeben und in kleinen Schlucken trinken.
✳ Trinken Sie mehrmals (5–6mal) täglich den Apfelessigtrunk – jedoch mit warmen Wasser.
✳ Machen Sie zweimal täglich eine Bauchmassage (Seite 110).
✳ Nehmen Sie morgens und abends warme Fußbäder: Auf 4 l warmes Wasser geben Sie 1 Glas Apfelessig und 6 TL Meersalz.

Bei Schmerzen am Darmausgang, kolikartigen Bauchschmerzen, heftigem Erbrechen und Kreislaufbeschwerden kann ein akuter Darmverschluß vorliegen. In diesem Fall müssen Sie umgehend einen Notarzt rufen.

Nützliche Adressen

Informationen für Stuhluntersuchungen kann Ihnen Ihr Arzt geben; ansonsten auch bei:

✳ Mikrobiologisches Laboratorium, Postfach 1252, 6348 Herborn

✳ Labor Dr. Haus, Kielerstraße 1, Postfach 1207, 24143 Eckernförde

Weitere hilfreiche Adressen

✳ Zentralverband der Ärzte für Naturheilverfahren e.V. (ZEN) Alfredstraße 1, 72250 Freudenstadt

✳ Deutsche Gesellschaft für Ernährung (DGE) Im Vogelsgesang 40, 60488 Frankfurt/Main

✳ Deutsche Morbus-Crohn- und Colitis-Ulcerosa-Vereinigung (DMCV) Schwabstraße 68, 72074 Tübingen

Die nebenstehenden Adressen und Empfehlungen stellen nur eine Auswahl dar.

Empfehlungen

Hensels Apfelessig
Naturreiner Apfelessig aus ganzen vollreifen Äpfeln – in allen Reformhäusern Deutschlands und Österreichs.

Biosur-Apfelessig von Hengstenberg
Aus ganzen vollreifen Äpfeln ohne jeden Zusatz – in Reformhäusern und Lebensmittelgeschäften.

Beutelsbacher Demeter Apfelessig
Von ausgereiften Äpfeln aus biologisch-dynamisch gepflegten Kulturen (Anbau ohne chemische Spritz- und Düngemittel) – in Reformhäusern und Naturkostläden.

Über dieses Buch

Die Autorin des Buches
Marlene Weinmann studierte Humangenetik und Ethnologie in München und Wien. Sie publiziert seit mehreren Jahren als Fachautorin und Wissenschaftsjournalistin mit den Themenschwerpunkten »Gesundheit«, »Ernährung« und »Alternative Heilmethoden« in Fachzeitschriften und arbeitet für verschiedene Rundfunkanstalten. Im Midena Verlag erschien 1997 ihr Buch »Schmerzfrei durch Finderdruck. 200 Akupressurpunkte gegen die häufigsten Beschwerden«. Marlene Weinman lebt und arbeitet in München und in ihrer Heimatstadt Wien.

Haftungsausschluss
Die Inhalte dieses Buches sind sorgfältig recherchiert und erarbeitet worden. Dennoch können weder Autorin noch Verlag für alle Angaben im Buch eine Haftung übernehmen.

Die Deutsche Bibliothek – CIP Einheitsaufnahme

Marlene Weinmann
Sanfte Darmreinigung mit Apfelessig / Marlene Weinmann –
Augsburg: Midena 1998
ISBN 3-310-00502-X

Bildnachweis
AKG Archiv für Kunst und Geschichte, Berlin: 21 (Pierre Petit), 89 (Bernard Lepicie); Bilderberg Archiv der Fotografen, Hamburg: 10 (Reinhart Wolf); Foto Traudel Bühler, Augsburg: 45, 75; FOOD Archiv, München: 102; Jens Kron, Augsburg: 30, 113; Mauritius Bildagentur, Mittenwald: 42 (Power-Stock), 55 (GPF); MEV Verlag GmbH, Augsburg: 6, 58, 71, 79, 100, 109; PhotoPress Bildagentur GmbH, Stockdorf/München: 105 (Günther); Kurt Stein, Murnau: 32; StockFood, München: 2 (S. & P. Eising), 12 (Martina Urban), 14 (Uwe Bender), 18 (Viennaslide/Ellert), 27 (S. & P. Eising), 66 (Studio Trizeps), 77 (Paolo Tiengo), 82 (S. & P. Eising), 94 (Bodo A. Schieren), 96 (J. J. Magis); ZEFA Zentrale Farbbild Agentur GmbH, Frankfurt: 38 (Wartenberg), 41 (Rosenfeld), 47 (Eugen), 50 (Keller), 57 (Keller), 62 (Rosenfeld), 80 (Phototake); Redaktionsbüro Verena Zemme, München: 4, 5, 16, 61;
Titelbild: U1: Fond: Bilderberg (Frieder Blickle), Einklinker: IFA-Bilderteam (J. Heron), München

Wir danken dem Institut für Alte Geschichte der Universität München für die freundliche Unterstützung.

Literatur
Angerstein, Joachim H.: Die Essighausapotheke. Gesund leben und natürlich heilen mit Apfelessig, Kräuteressig & Co. Weltbild Verlag. Augsburg 1997
Angerstein, Joachim H.: Schlank nach Wunsch mit Apfelsessig. Die Drei-Wochen-Kur. Midena Verlag. Augsburg 1998
Bragg, Dr. Paul C./Bragg, Dr. Barbara: Natürlicher Apfelessig. Das Gesundheits-Elixier. Waldthausen Verlag. Ritterhude 1996
Deichfelder, Karl: Geschichte der Medizin. F. Englisch Verlag. Wiesbaden 1985
Fischerauer, Andreas: Essig selbst gemacht. Gär- und Kräuteressig, Senf. Leopold Stocker Verlag. Graz 1996
Rauch, Dr. med. Erich: Die Darm-Reinigung nach Dr. med. F. X. Mayr. Haug Verlag. Heidelberg. 1994

Impressum

Es ist nicht gestattet, Abbildungen und Texte dieses Buchs zu digitalisieren, auf PCs oder CDs zu speichern oder auf PCs/Computern zu verändern oder einzeln oder zusammen mit anderen Bildvorlagen/Texten zu manipulieren, es sei denn mit schriftlicher Genehmigung des Verlages.

Midena Verlag, Augsburg
© 1998 Weltbild Verlag GmbH
Alle Rechte vorbehalten

3. Auflage 1998

Redaktion: Verena Zemme
Bildredaktion: Miriam Zöller
Umschlag: Beatrice Schmucker
Layout: Christine Paxmann, München
Grafik/DTP-Produktion: AVAK Publikationsdesign, München
Reproduktion: Kaltner Media GmbH, Bobingen
Druck und Bindung: Offizin Andersen Nexö, Grafischer Großbetrieb, Leipzig

Gedruckt auf chlorfrei gebleichtem Papier

Printed in Germany

ISBN 3-310-00502-X

Register

A

Abendessen, Rezept 101, 102
Abendessen 101, 102, 104, 105
Abnehmen 57
Abwehrkräfte 43, 57, 71
Acetobacter 22, 34
Aceto balsamico 23
Acetum 15
After 69
Ägypten 11, 88
Alkohol 73
Allergien 59, 73, 76
Altertum 10
Antibiotika 73
Antibiotikum 10, 17, 52
Antike 12
Antikrebsmittel 39
Antioxydantien 39, 40, 44
Apfelessig 33–57
–, Anwendungsgebiete 27
–, Einkaufsliste 26
–, hausgemachter 24
–, Kaufkriterien 95
–, selbst herstellen 24
–, Sorten und Aromen 26
–, Vitalstoffe 38
–, Wirkstoffe 33
–, Zusammenspiel der Inhaltsstoffe 28
Apfelessigtrunk, Rezept 95
Äpfelkonsum 29
Apfelmost, Einkaufsliste 25
Apfelmost 25
Apfelsaft 52
Aristoteles 60
Arteriosklerose 56
Assyrer 12
Aufbautage 104
Aufstoßen 75
Ausscheidung 85
Autointoxikation 73
Ayurveda 60, 61

B

Babylonier 11, 12
Badezusatz 27
Bakterien 14, 17, 70
Ballaststoffe 36, 53, 81
Balsamessig 23
Basenbildner 54
Bauchmassage 110
Bauchspeicheldrüsengänge 67
Begleitstoffe 37
Beta-Karotin 40
Bindegewebe 40
Bittersalz 97
Blähungen 75, 76, 114
Blinddarm 69
Blutbildung 43, 47
Blutdruck 49
Bluthochdruck 47
Blutzuckerspiegel 56

C

Candida-Pilze 79
Chinesische Medizin 60
Chloride 45
Cholesterin 36, 56
Claudius Galenus 16
Colon-Massage 110
Columella 15
Cyril Scott 31

D

Darm, Entleerung 97, 98
Darm, gesunder 81
Darm 67
Darmbewohner 70
Darmflora 35, 37, 53, 69, 70, 72, 75, 76
–, Zusammensetzung 72
Darmfunktion, gestörte 79
Darmgesundheit 58
Darmgifte 73
Darmkrebs 37
Darmleiden 37
Darmreinigung 82
–, Geschichte 87, 88, 89
Darmreinigung, Nutzen 83
Darmreinigung 59
Darmreinigungskur, Einkaufsliste 94, 95
Darmreinigungskur, Gegenanzeigen 90
Darmreinigungskur, Wirkung 84
Darmreinigungskur, zu Hause 90
Darmschleimhaut 67
Darmstress 74
Dattelessig 11
Depressionen 73
Desinfektion 13
Desinfizierende Kräuter 18
Desinfizierende Wirkung 17
Diabetes 56
Diätetik 60
Dickdarm 69
Dünndarm 67
Durchfall 114
Dysbiose 72, 73

E

Einfachzucker 64
Einkaufsliste, Apfelessig 26
Einkaufsliste, Apfelmost 25
Einkaufsliste, Darmreinigungskur 94, 95
Einlauf 97
Einreibung 27
Eisen 45
Eiweißstoffwechsel 42
Energiegewinnung 41
Entgiftung 35, 46, 55, 67

Register

Entlastungstag 100
Entleerung, Darm 97, 98
Entschlackung 46, 55
Entwässerung 47
Enzyme 22, 48, 51, 64, 65
Ernährung 73, 111
Ernährungsumstellung 111
Essen, falsches 73
Essigdämpfe 18
Essiggewinnung 15
Essigmutter 23
Essigsäure 17, 22, 23, 34, 51, 53
Essigsäurebakterien 21
Essigträger 19
Eubiose 72

F
Fasten 85
Fastenbrechen, Rezept 104
Fastenbrechen 104
Fäulnisbakterien 80
Fäulnisflora 72
Fäulnis- und Gärungsprozesse 52
Fettmoleküle 66
Fettstoffwechsel 35
Fluor 45
Fluormangel 46
Freie Radikale 39, 40, 44
Frühstück, Rezept 100

G
Galenus Claudius 16
Gallenblasengang 67
Gallensaft 66
Gallensaft 67
Garflüssigkeit 22
Gärflüssigkeit 23
Gärprozess 80
Gärung 10, 21
Gärungsgifte 75
Gärungsprozesse 22
Gelenkentzündungen 73
Genussmittel 92

Gesamtstoffwechsel 29
Gesunder Darm 81
Giftstoff 85
Giftsubstanzen 54
Glaubern 97
Glaubersalz 97
Grimmdarm 69

H
Hämorrhoiden 115
Hausarzt 79
Hausgemachter Apfelessig 24
Haushalt 14
Haut 40
Hautleiden 58, 76
Hautprobleme 73, 86
Heilkraft 12
Heilkunde, chinesische 60
Heilkunde, indische 60, 61
Herstellung, Apfelessig 24
Hildegard von Bingen 19
Hippokrates 16, 59
Honig 32, 95
Hygiene 20

I
Immunschwäche 59
Immunstimulans 57
Immunsystem 43, 57, 71
Indische Heilkunde 60, 61
Infektanfälligkeit 73

J
Jarvis, Dr. D. C. 31

K
Kalium 46
Kaliummangel 46
Kalzium 47
Kalziummangel 48
Kauen 64
Kaufkriterien für Apfelessig 95

Keimhemmende Wirkung 17, 52
Klistierspritze 88, 89
Knochen 47
Konflikte 86
Konservierung 11
Kopfschmerz 59, 76, 73
Körperfunktionen 44
Kortison 73
Krankheit 73
Krankheitserreger 65
Krankheitserreger 69
Krebs, Hans Adolf 34
Krebserkrankung 40, 43
Krebsmechanismus 40
Kupfer 48
Kurgetränke 93
Kurprogramm 99
Kurtage 101–104

L
Leber 66
Ludwig, XIV. 89
Lymphsystem 71

M
Magen 64
Magenbeschwerden 115
Magen-Darm-Passage 77
Magenmuskeln 65
Magensaft 64, 80
Magenschleimhaut 64
Magenschleimhautentzündung 54
Magnesium 48
Magnesiummangel 49
Mastdarm 69
Mayr, Dr. Franz Xaver 58, 83
Medizin des Altertums und der Antike 15
Mikroorganismen 17, 70
Mineralstoffe 29, 38, 44
Mittagessen, Rezept 100
Mittelalter 19

Entlastungstag

Mittelalter

119

Register

Molière

Molière 89
Monopräparate 33

N
Nahrungsbrei 65
Natrium 49
Naturarznei 28
Naturheilkunde 59
Naturphilosophie 60
Naturreiner Essig 10
Nerven 41, 50

O
Obstessig 32

P
Parasympaticus 68
Pasteurisierung 22
Pasteur, Louis 21, 22
Pektin 29, 36, 53, 56
Pfortader 68
Pförtner 65, 67
Phosphor 50
Posca 13
Psyche 50, 85

R
Reflux 75
Regeneration 84
Rezepte
 – Abendessen 101, 102
 – Apfelessigtrunk 95
 – Fastenbrechen 104
 – Frühstück 100
 – Mittagessen 100
Riboflavin 41
Ruhe 84

S
Salzsäure 65
Säuerungsvorrat 72
Sauna 108
Säure 52
Säure-Basen-
 Gleichgewicht 46
Säure-Basen-Haushalt
 49, 53, 54
Säurebildende
 Bakterien 72
Schimmel 14
Schlackenstoff 85

Schlankmacher 57
Schleimhaut 40
Schönheitspflege 86
Schwefel 50
Scott, Cyril 31
Selbstbehandlung
 114–115
 – Blähungen 114
 – Durchfall 114
 – Hämorrhoiden 115
 – Magen-
  beschwerden 115
 – Sodbrennen 115
 – Verstopfung 115
Selbstreinigung 77
Selbsttest 78
Selbstvergiftung 73, 75
Silizium 50
Sodbrennen 75, 76, 115
Speichel 34, 64
Speichelbildung 35, 51
Speisebrei 63, 71
Speiseröhre 64
Spinatprobe 77
Sport 92
Spurenelemente 38, 44
Stärkemoleküle 64
Stoffwechsel 44, 48, 51, 55
Stoffwechselsystem 63
Stress 34, 41, 48
Stuhl 69, 76
Stuhlgang 29
Stuhluntersuchung 78
Stuhlvolumen 37
Süßmolke 96
Symbiose 70

T
Tagesablauf 98
Tagesroutine 99
Thymusdrüse 39
Trockenbürsten 107

U
Übertragbare
 Krankheiten 10
Umweltstoffe 54

Unpässlichkeit 76
Unterbewusstsein 86
Urlaub 91

V
Verdauung 51, 59, 75
 –, geschwächte 75
Verdauungs-
 beschwerden 114–115
Verdauungskanal 63
Verdauungsstörungen 53
Verdauungssystem 62, 63
Verdauungstätigkeit 35
Vermont 31
Verstopfung 76, 115
Vier-Räuber-Essig 18
Vitalstoffe, Apfelessig 38
Vitamin A 38, 57
Vitamin B1 41
Vitamin B2 41
Vitamin B6 42
Vitamin B12 43
Vitamin C 43, 57
Vitamine 29, 38, 69
Vitamin E 44
Volksmedizin 31
Völlegefühle 76
Vollwertkost 111, 112

W
Waschungen 109
Wasserhaushalt 49
Wirkstoffe, Apfelessig 33
Wochenendkur 106
Wundbehandlung 17

Z
Zähne 47
Zellatmung 57
Zellen 44
Zellstoffwechsel 43, 46
Zucker 73
Zusatzprogramm 107
Zwei-Wochen-Kur 105
Zwölffingerdarm 65

Zwölffingerdarm